Helmut Dikomey

Innovative Versorgungsformen: **Wettbewerbschancen für Psychotherapeuten**

University of Applied Sciences
APOLLON
University Press

APOLLON Schriftenreihe zur Gesundheitswirtschaft

Band 1

Helmut Dikomey

Innovative Versorgungsformen: **Wettbewerbschancen für Psychotherapeuten**

APOLLON SCHRIFTENREIHE ZUR GESUNDHEITSWIRTSCHAFT

University of Applied Sciences
APOLLON
University Press

Über den Autoren

Helmut Dikomey (geb. 1966) ist als Psychologischer Psychotherapeut in freier Praxis niedergelassen. Nach fünf Jahren psychotherapeutischer Arbeit in einer psychiatrischen Klinik ist der Diplom-Psychologe seit 2000 in Dorsten im Ruhrgebiet als kassenzugelassener Vertragspsychotherapeut tätig. Er ist in Verhaltenstherapie, klientenzentrierter Psychotherapie und spezieller Psychotraumatherapie ausgebildet. Von 2007 bis 2010 studierte er an der APOLLON Hochschule der Gesundheitswirtschaft Gesundheitsökonomie. Das Studium schloss er erfolgreich mit dem Master of Health Management (MaHM) ab. Helmut Dikomey ist im Netz der PsychotherapeutInnen im Kreis Recklinghausen (PsyNet e.V.) berufspolitisch aktiv. Sein besonderes Interesse gilt der Verbesserung der psychotherapeutischen Versorgung ebenso wie der zukunftsorientierten Sicherstellung psychotherapeutischer Tätigkeit. In diesem Kontext ist die Motivation zur Auseinandersetzung mit Selektivverträgen im wettbewerblich orientierten Gesundheitswesen entstanden.
Die vorliegende Arbeit entstand als Masterthesis an der APOLLON Hochschule Bremen. Die Deutsche Gesellschaft für Integrierte Versorgung im Gesundheitswesen e.V. (DGIV) hat diese Arbeit mit dem Innovationspreis 2010 ausgezeichnet.

Die APOLLON Schriftenreihe zur Gesundheitswirtschaft wird herausgegeben vom Präsidium der APOLLON Hochschule der Gesundheitswirtschaft.

1. Auflage 2011

Bibliografische Information der Deutschen Nationalbibliothek
Die Deutschen Nationalbibliothek verzeichnet diese Publikation in der Deutschen Nationalbibliografie. Detaillierte bibliografische Daten sind abrufbar unter: http://dnb.d-nb.de

Projektmanagement: Dr. Petra Becker, Bremen
Lektorat: Astrid Labbert, Bremen
Umschlaggestaltung und Layout: Ilka Lange, Hückelhoven
Satz: abavo GmbH, Buchloe
Druck und Bindung: Books on Demand GmbH, Norderstedt
Printed in Germany
ISBN: 978-3-943001-00-6

http://www.apollon-hochschulverlag.de

Inhaltsverzeichnis

Vorwort

Mit der Aufnahme neuer Versorgungsformen in das fünfte Sozialgesetzbuch hat sich der Gesetzgeber auch für mehr Wettbewerb im deutschen Gesundheitswesen ausgesprochen.

Psychotherapeuten haben wie andere Niedergelassene die Möglichkeit, außerhalb der sogenannten „Regelversorgung" an geeigneten innovativen Versorgungsprojekten der Krankenkassen teilzunehmen. Die vorliegende Arbeit stellt sich der Frage, ob eine solche Teilnahme für diese Berufsgruppe die Chancen im Wettbewerb der Leistungserbringer erhöht.

Das Thema ist durchaus brisant. Ist schon die Frage umstritten, ob es im Gesundheitswesen überhaupt eines Wettbewerbs der Leistungserbringer bedarf, wird darüber hinaus bis heute unverändert intensiv diskutiert, wie man den innovativen Gehalt der „neuen Versorgungsformen" des SGB V den potenziellen Teilnehmern auf Leistungserbringerseite am besten nahebringen kann.

Helmut Dikomey ist es gelungen, die Möglichkeiten seiner Fachkollegen zur Nutzung der besonderen Versorgungsformen für die Verbesserung ihrer Arbeit fundiert, engagiert, problemorientiert und praxisnah zu beleuchten. Die Arbeit widmet sich dabei – ausgehend von den relevanten Rahmenbedingungen – insbesondere der Integrierten Versorgung und der besonderen ambulanten ärztlichen Versorgung als den für Psychotherapeuten wohl interessantesten innovativen Versorgungsformen des Gesundheitswesens und wertet dabei drei Beispiele mit psychotherapeutischer Beteiligung aus.

Zutreffend stellt der Autor den präzise skizzierten Interessenslagen der Psychotherapeuten die Möglichkeiten gegenüber, die die selektivvertragliche Versorgung für diese Berufsgruppe bietet. Bemerkenswert ist in diesem Zusammenhang neben den Ergebnissen einer Umfrage unter Psychotherapeuten auch die Erarbeitung einer SWOT-Analyse, mit deren Hilfe die Chancen der am Vertrag teilnehmenden Psychotherapeuten zur Verbesserung ihrer Stellung im Wettbewerb dargestellt werden.

Im Ergebnis wird mit der konsequenten Ableitung von spezifischen Normstrategien für Psychotherapeuten im Vertragswettbewerb eine gesundheitsökonomisch fundierte Bewertungs- und Handlungsanleitung für diese Berufsgruppe erstellt.

Der Autor zeigt mit der exemplarischen Gegenüberstellung der strategischen Interessenslagen einer ausgewählten Berufsgruppe zu den Inhalten und Rahmenbedingungen dieser besonderen Verträge der Krankenkassen auf, wie man als Leistungserbringer seine Existenzbedingungen analysieren und die durchaus vorhandenen Kapazitäten zur Optimierung der eigenen Leistung aktiv erschließen sollte. Damit hat die Arbeit ohne Weiteres auch für die Angehörigen anderer Berufsgruppen einen besonderen Wert.

Die Deutsche Gesellschaft für Integrierte Versorgung im Gesundheitswesen e. V. (DGIV) hat diese Masterarbeit mit ihrem Innovationspreis 2010 ausgezeichnet.

Prof. Dr. med. Stefan G. Spitzer
Vorsitzender des Vorstandes der DGIV

Einleitung

Nach Braun, Schumann und Güssow (2009) sollen innovative Versorgungsformen über Wettbewerbsprozesse die Effektivität und Effizienz des Gesundheitswesens in Deutschland sicherstellen. Die Autoren sehen die Versorgung in Deutschland diesbezüglich als lernendes System in einer Phase des Experimentierens (vgl. Braun; Schumann; Güssow, 2009, S. 3). Cassel, Ebsen, Greß et al. (2006) bewerten die hierfür zur Verfügung stehenden Vertragsinstrumente und monieren deren geringe Tauglichkeit und entsprechend geringe Nutzung durch die möglichen Vertragspartner. Allein der Integrierten Versorgung entsprechend § 140 a–d Sozialgesetzbuch V (SGB V) wird zum damaligen gesetzgeberischen Stand wettbewerbliches Potenzial attestiert:

> *„Die bisher nur für die integrierte Versorgung geltenden Regelungen sollten daher künftig auch für sektorale Verträge genutzt werden, indem die bisherigen beschränkenden Voraussetzungen (verschiedene Leistungssektoren übergreifende Versorgung oder interdisziplinär fachübergreifende Versorgung) entfallen." (Cassel; Ebsen; Greß et al., 2006, S. 73).*

Diese Anregung wurde 2007 durch das GKV-Wettbewerbsstärkungsgesetz (GKV-WSG) zumindest teilweise durch die Einführung der besonderen ambulanten ärztlichen Versorgung nach § 73 c GKV-WSG aufgegriffen. Allerdings wird das Wettbewerbskonzept im Rahmen der Gesundheitsversorgung von anderer Seite durchaus kritisch gesehen (z. B. Gesundheitspolitischer Informationsdienst, 2009; Kumpmann, 2008).

Der Verfasser ist als Psychologischer Psychotherapeut in freier Praxis niedergelassen. Mit Verzögerung im Vergleich zu Ärzten organisieren sich auch Psychotherapeuten als Leistungserbringer zunehmend in Netzwerken und die psychotherapeutischen Berufs- und Fachverbände fokussieren die Entwicklung und den Abschluss selektiver Versorgungsverträge als Dienstleistungen für ihre Mitglieder. In dieser Literaturarbeit wird untersucht, ob diese innovativen Versorgungsformen Wettbewerbschancen für Psychotherapeuten bieten und welcher Art diese sind. Ausgehend von der berufsgruppenspezifischen Situation der Psychotherapeuten werden rechtliche, ökonomische und politische Bedingungen des vertraglichen Wettbewerbs in der GKV für diese Berufsgruppe beschrieben und analysiert. Auf dieser Basis werden rückführend

Schlüsse auf die Berufsgruppe, ihre wettbewerblichen Stärken und Schwächen sowie Chancen und Risiken im beschriebenen Feld gezogen. Dies entspricht einer gesundheitsökonomisch fundierten Beratungsleistung (Consulting in der ambulanten Versorgung): Kann man der Berufsgruppe der Psychotherapeuten die Nutzung innovativer Versorgungsnormen empfehlen?

Zunächst werden in **Kapitel 1** die relevanten psychotherapeutischen Berufsgruppen und die rechtlichen Grundlagen der psychotherapeutischen Berufstätigkeit in Deutschland vorgestellt. Schließlich wird ein Zusammenhang zu Versorgungsproblemen bei psychischen Erkrankungen hergestellt. Im nächsten Schritt wird in **Kapitel 2** das Wettbewerbskonzept vorgestellt. Dabei wird deutlich werden, dass die allgemeinen Annahmen zum Wettbewerb nur in eingeschränkter, jedenfalls modifizierter Form übertragen werden können und es schließlich für Psychotherapeuten um Chancen im Vertragswettbewerb geht. Anschließend werden in **Kapitel 3** die Möglichkeiten innovativer Versorgungsformen vorgestellt, aus denen schließlich mit der Integrierten Versorgung und der besonderen ambulanten ärztlichen Versorgung die relevanten Vertragsmöglichkeiten ausgewählt werden. Die bisherige Entwicklung dieser ausgewählten Versorgungsformen im deutschen Gesundheitswesen wird aufgefächert und exemplarische innovative Verträge werden vorgestellt. Schließlich sollen in **Kapitel 4** dem bisher Erarbeiteten die strategischen Interessen der Psychotherapeuten gegenübergestellt werden, wie sie aus berufsverbandlichen und Kammerveröffentlichungen zu entnehmen sind. Auch die Ergebnisse einer diesbezüglichen Umfrage unter den Mitgliedern der Deutschen Psychotherapeutenvereinigung (DPtV), des größten psychotherapeutischen Berufsverbandes in Deutschland, wird dabei Berücksichtigung finden. Dann sollen Annahmen über spezifische Wettbewerbsfolgen der innovativen Versorgungsformen für Psychotherapeuten im Vertragswettbewerb abgeleitet und in diesem Licht bewertet werden. Hierzu dient die Erstellung einer SWOT-Analyse, deren Berücksichtigung bei Vorbereitung und Abschluss innovativer Versorgungsverträge helfen kann, spezifische Wettbewerbsfolgen dieser Verträge für Psychotherapeuten systematisch zu berücksichtigen. **Kapitel 5** fasst die vorliegende Arbeit noch mal abschließend zusammen.

1 Psychotherapie in der gesetzlichen Krankenversicherung

In diesem Kapitel werden die verschiedenen psychotherapeutischen Berufsgruppen in ihrer beruflichen und fachlichen Herkunft differenziert. Es wird ihre Möglichkeit zur Teilnahme an der Versorgung im Rahmen der gesetzlichen Krankenversicherung (GKV) auf Basis der hierfür einschlägigen Rechtsgrundlagen beschrieben. Deskriptive Daten ergänzen diesen Überblick. Abschließend werden Versorgungsprobleme bei psychischen Erkrankungen hervorgehoben.

1.1 Psychotherapeutische Berufsgruppen

Als relevante psychotherapeutische Berufsgruppen werden solche Berufsgruppen verstanden, die prinzipiell Zugang zur Teilnahme an der psychotherapeutischen Versorgung im Rahmen der GKV haben. Dies sind entsprechend § 28 Abs. 3 SGB V:

- Psychologische Psychotherapeuten
- Kinder- und Jugendlichenpsychotherapeuten
- Ärztliche Psychotherapeuten (Vertragsärzte, die ausschließlich psychotherapeutisch tätig sind)

Für diese Berufsgruppen werden in den folgenden Unterkapiteln die berufsrechtlichen und sozialrechtlichen Voraussetzungen beschrieben. Unberücksichtigt bleiben in dieser Arbeit Heilpraktiker mit Berechtigung zur Ausübung der Heilkunde im Bereich der Psychotherapie, denen der Zugang zur Teilnahme an der psychotherapeutischen Versorgung in der GKV prinzipiell verschlossen ist. Hauptsächlich körpermedizinisch tätige Ärzte mit Zusatzbezeichnung „Psychotherapie" werden ebenfalls nicht berücksichtigt, da sie nur einen sehr geringen Anteil an der psychotherapeutischen Versorgung leisten (vgl. Schulz; Barghaan; Harfst u. Koch, 2008, S. 12). Die folgende Abbildung 1.1 schlüsselt die Anzahl der psychotherapeutischen Behandler mit Kassenzulassung zum 31.12.2008 nach Berufsgruppen auf. Von 20.918 Behandlern, die zu diesem Zeitpunkt an der psychotherapeutischen Versorgung teilnahmen, war die Gruppe der Psychologischen Psychotherapeuten mit 13.023 Behandlern am größten, es folgten Ärztliche Psychotherapeuten mit 4.908 Behandlern sowie Kinder- und Jugendlichenpsychotherapeuten mit 2.987 Behandlern.

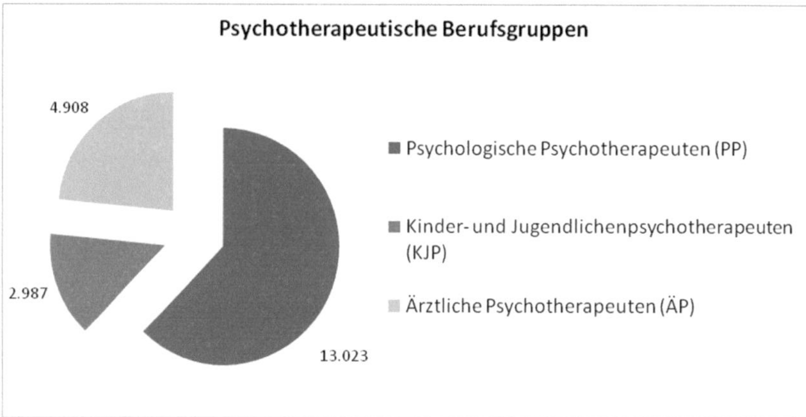

Abb. 1.1: Anzahl psychotherapeutischer Behandler nach Berufsgruppen, Stand vom 31.12.2008, (KBV 2010a)

Innerhalb der Gruppen der psychotherapeutischen Behandler ist es zudem sinnvoll, zwischen den angewendeten Psychotherapieverfahren zu unterscheiden. Die anwendbaren Verfahren werden nach § 92 Abs. 1 Nr. 1 SGB V in der Psychotherapie-Richtlinie (Pth-RL) festgelegt. In der aktuellen (zuletzt am 15.10.2009 geänderten) Fassung sind dies für alle Behandlergruppen:

- die tiefenpsychologisch fundierte Psychotherapie (TP) nach § 14 a Pth-RL
- die analytische Psychotherapie (AP) nach § 14 b Pth-RL
- und die Verhaltenstherapie (VT) nach § 15 Pth-RL

Alle drei Berufsgruppen müssen sozialrechtlich – nach Maßgabe von § 95 a oder § 95 c SGB V und § 27 der Pth-RL des Gemeinsamen Bundesausschusses (GBA) i. V. m. §§ 5–7 Psychotherapie-Vereinbarung (PTh-V) von Kassenärztlicher Bundesvereinigung (KBV) mit den Krankenkassen – die fachliche Befähigung für das angewendete Psychotherapieverfahren nachweisen (Fachkundenachweis).

1.1.1 Psychologische Psychotherapeuten

Im 1999 erlassenen Psychotherapeutengesetz (PsychThG) sind die berufsrechtlichen Voraussetzungen zur Erlangung der Approbation als Psychologischer Psychotherapeut festgelegt, nämlich die Erfüllung der persönlichen Voraussetzungen eines Antragstellers auf Approbation (§ 2 Abs. 1 PsychThG) und:

- ein Abschluss im Studiengang Psychologie inklusive Klinischer Psychologie (§ 5 Abs. 2 Nr. 1 PsychThG) sowie
- darauf aufbauend eine Ausbildung in Teilzeit (fünfjährig) oder Vollzeit (dreijährig) an einer nach § 6 Abs. 1 PsychThG zugelassenen Ausbildungsstätte mit erfolgreich abgelegter Staatsprüfung (§ 5 Abs. 1 PsychThG).

Bisher waren Absolventen eines Diplomstudiengangs Psychologie ausbildungsberechtigt. Zukünftig ist noch unklar, ob auch ein Bachelorabschluss in Psychologie ausreichen könnte. Der 16. Deutsche Psychotherapeutentag am 08.05.2010 in Berlin fordert in seinen „Eckpunkten einer zukünftigen Psychotherapeutenausbildung" einen Abschluss auf Masterniveau als Zugangsvoraussetzung (Bundespsychotherapeutenkammer, 2010a). Psychologische Psychotherapeuten haben sozialrechtlich durch die zur Approbation berechtigende Ausbildung den Fachkundenachweis erworben, wenn dieser in einem der Richtlinien-Verfahren an einer anerkannten Ausbildungsstätte erworben wurde (§ 6 Abs. 1–3 PTh-V). Mit Eintrag in das Arztregister nach Maßgabe der Zulassungsverordnung für Vertragsärzte (Ärzte-ZV) bei der Kassenärztlichen Vereinigung des Wohnortes besteht nun Berechtigung zur Übernahme eines Vertragsarztsitzes (Kassenzulassung), vor allem abhängig von der örtlichen Bedarfsplanung (§ 99 ff SGB V). Viele Bereiche gelten jedoch als überversorgt, sodass dort eine Zulassung nicht erteilt wird, der Bereich gilt als gesperrt.

Abbildung 1.2 zeigt, wie die Psychotherapieverfahren innerhalb der Berufsgruppe der Psychologischen Psychotherapeuten am 31.12.2008 verteilt waren. In dieser Berufsgruppe beträgt der Verhaltenstherapie-Anteil 4 %, die anderen (übergeordnet als tiefenpsychologische Verfahren zu kategorisierenden) Verfahren umfassen 53 %. Diese Unterscheidung ist von Bedeutung, da die verschiedenen Psychotherapieverfahren einerseits unterschiedlich gut in ihrer Wirksamkeit belegt sind und andererseits unterschiedliche Mengen an Therapiestunden (und damit Therapiekosten) erfordern. Verhaltenstherapie kann wahrscheinlich eine besser belegte Wirksamkeit nachweisen als die tiefenpsychologischen Verfahren (vgl. Grawe; Donati, Bernauer, 2001). Zudem ist sie nach Löcherbach, Henrich, Kemmer et al. (1999) mit durchschnittlich 44 Stunden pro Patient deutlich kürzer als tiefenpsychologisch fundierte Psychotherapie (60 Stunden/Patient) und die analytische Psychotherapie (160 Stunden/Patient).

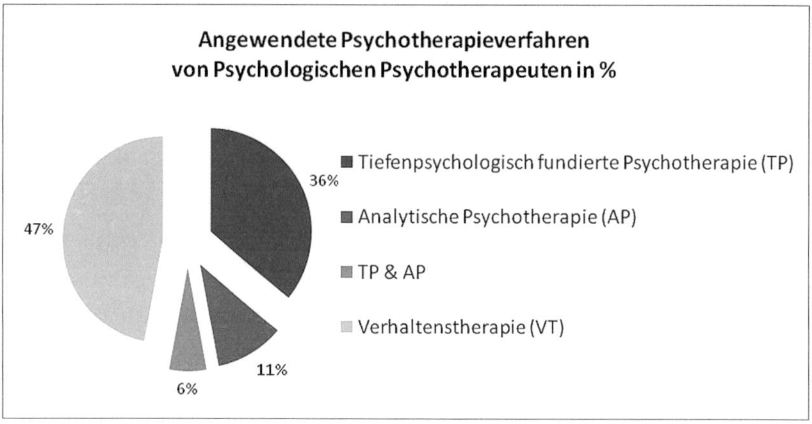

Abb. 1.2: Von Psychologischen Psychotherapeuten angewendete Psychotherapieverfahren in Prozent, Stand vom 31.12.2008 (KBV 2010a)

1.1.2 Kinder- und Jugendlichenpsychotherapeuten

Für die Erlangung der Approbation als Kinder- und Jugendlichenpsychotherapeut ist berufsrechtlich ebenfalls das Psychotherapeutengesetz einschlägig. Die Voraussetzungen sind die Erfüllung der persönlichen Eigenschaften eines Antragstellers auf Approbation (nach § 2 Abs. 1 PsychThG) und:

- ein Abschluss im Studiengang Psychologie inklusive Klinischer Psychologie oder in den Studiengängen Pädagogik oder Sozialpädagogik (§ 5 Abs. 2 Nr. 2 PsychThG),
- darauf aufbauend eine Ausbildung in Teilzeit (fünfjährig) oder Vollzeit (dreijährig) an einer nach § 6 Abs. 1 PsychThG zugelassenen Ausbildungsstätte mit erfolgreich abgelegter Staatsprüfung (§ 5 Abs. 1 PsychThG).

Sozialrechtlich gelten grundsätzlich dieselben Regeln wie für Psychologische Psychotherapeuten, allerdings sind wegen der unterschiedlichen berufsrechtlichen Zugänge für Pädagogen und Sozialpädagogen weitergehende Kenntnisnachweise erforderlich (§ 6 Abs. 4 PTh-V), z. B. in Entwicklungspsychologie und anderen Bereichen, die in diesen Studiengängen nicht curricular vorgegeben sind. Auch für diese Berufsgruppe lassen sich die angewendeten Psychotherapieverfahren mit Stand vom 31.12.2008 aufschlüsseln, wie in Abbildung 1.3 dargestellt. Der Verhaltenstherapie-Anteil beträgt bei den Kinder- und Jugendlichenpsychotherapeuten nur noch 22 %, der Anteil tiefenpsychologischer Behandler hingegen 78 %.

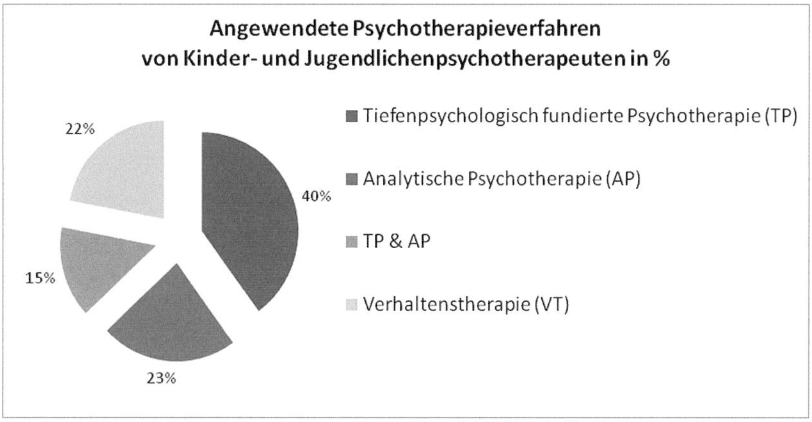

Abb. 1.3: Von Kinder- und Jugendlichenpsychotherapeuten angewendete Psychotherapieverfahren in Prozent, Stand vom 31.12.2008 (KBV 2010a)

1.1.3 Ärztliche Psychotherapeuten

Berufsrechtliche Voraussetzungen für Ärzte zur Teilnahme an der psychotherapeutischen Versorgung werden durch die Bundesärzteordnung (BÄO) i. V. m. der Approbationsordnung für Ärzte (ÄApprO) vorgegeben. Dies sind die Erfüllung der persönlichen Voraussetzungen (§ 3 Abs. 1 BÄO) und der Abschluss eines Medizinstudiums mit erfolgreich abgelegter ärztlicher Prüfung (§ 1 Abs. 2 ÄApprO) und Approbation.

Die sozialrechtlichen Voraussetzungen zur Teilnahme an der ärztlichen Versorgung für Ärzte allgemein sind nach § 95 a Abs. 1 SGB V die Approbation und der Abschluss einer ärztlichen Weiterbildung. Um darüber hinaus in der GKV psychotherapeutisch tätig sein zu dürfen, müssen eingehende Kenntnisse im angewendeten Verfahren nachgewiesen werden und die ärztliche Weiterbildung muss nach § 5 Abs. 1–3 PTh-V zu einer der folgenden Gebietsbezeichnungen führen:

- Psychotherapeutische Medizin
- Psychosomatische Medizin und Psychotherapie

- Psychiatrie und Psychotherapie
- Kinder- und Jugendpsychiatrie und -psychotherapie (nur zur Behandlung von Kindern und Jugendlichen)
- oder zu einer der Zusatzbezeichnungen „Psychotherapie“ oder „Psychoanalyse“

Die Regelungen der Ärzte-ZV zur Zulassung gelten wie für Psychologische Psychotherapeuten und Kinder- und Jugendlichenpsychotherapeuten entsprechend. Auch für so qualifizierte Ärztliche Psychotherapeuten kann die Verteilung auf die angewendeten Verfahren zum 31.12.2008 dargestellt werden (vgl. Abb. 1.4). In dieser Berufsgruppe beträgt der Anteil von Verhaltenstherapie nur noch 12 %, die Anwendung tiefenpsychologischer Therapien hat einen Anteil von 88 % Allerdings wird bei Ärztlichen Psychotherapeuten im Bundesarztregister nicht zwischen Erwachsenenbehandlung und Kinder- und Jugendlichentherapie differenziert.

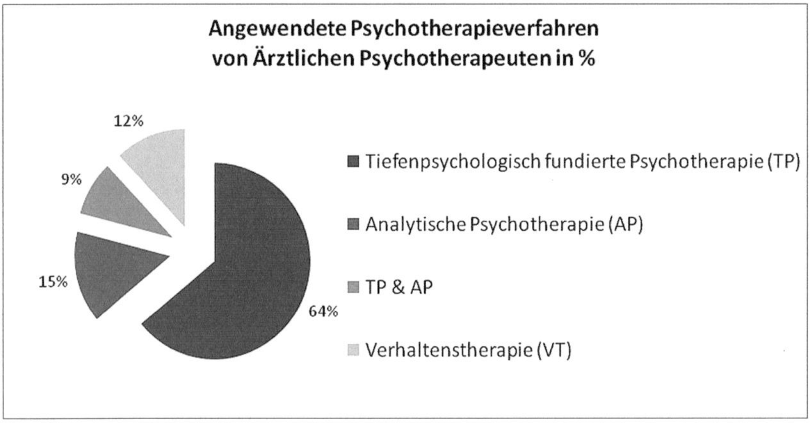

Abb. 1.4: Von Ärztlichen Psychotherapeuten angewendete Psychotherapieverfahren in Prozent, Stand vom 31.12.2008 (KBV 2010a)

Tendenziell ist über die Berufsgruppen hinweg erkennbar, dass Psychologische Psychotherapeuten innerhalb der psychotherapeutischen Berufsgruppen den größten Anteil an Verhaltenstherapie haben. Kinder- und Jugendlichenpsychotherapeuten und Ärztliche Psychotherapeuten erbringen überwiegend die tiefenpsychologischen Therapieformen. Abbildung 1.5 verdeutlicht diesen Zusammenhang.

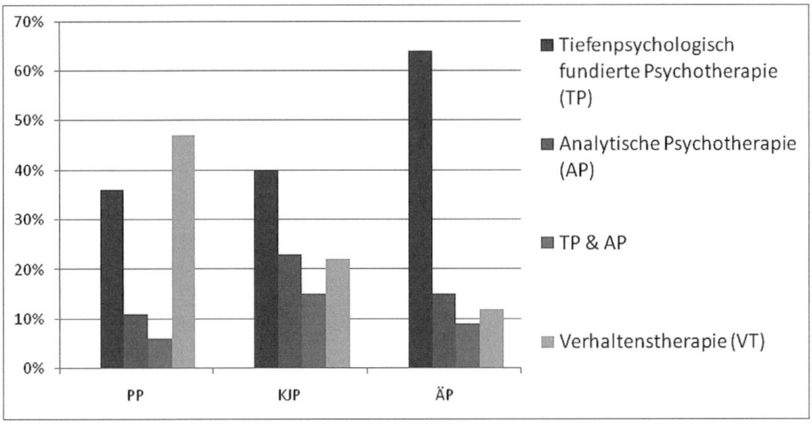

Abb. 1.5: Verteilung der angewendeten Psychotherapieverfahren auf Psychologische Psychotherapeuten (PP), Kinder- und Jugendlichenpsychotherapeuten (KJP) und Ärztliche Psychotherapeuten (ÄP)

Berücksichtigt man die absoluten Behandlerzahlen je Berufsgruppe, ergibt sich ein interessantes Bild. Von 13.023 Psychologischen Psychotherapeuten sind 47 % Verhaltenstherapeuten, also ca. 6.120 Behandler. Bei den Kinder- und Jugendlichenpsychotherapeuten beträgt die absolute Anzahl der Verhaltenstherapeuten etwa 657 Behandler (22 % von 2.987), bei den Ärztlichen Psychotherapeuten etwa 589 Behandler (12 % von 4.908). Von ca. 7.366 verhaltenstherapeutischen Behandlern sind ca. 6.120 Psychologische Psychotherapeuten, das entspricht einem Anteil von etwa 83 %.

1.2 Versorgungsprobleme bei psychischen Erkrankungen

Die im vorherigen Kapitel benannten Berufsgruppen leisten die ambulante psychotherapeutische Versorgung in Deutschland im Rahmen des Kollektivvertrags in der gesetzlichen Krankenversicherung. Die Versorgungslage gilt allerdings als problematisch und die Kosten psychischer Erkrankungen sind hoch. Dies wird in den folgenden Kapiteln analysiert.

1.2.1 Versorgung mit Psychotherapie

Psychisch erkrankte Menschen warten in Deutschland durchschnittlich 4,6 Monate auf einen Behandlungsplatz für Psychotherapie (Zepf; Mengele; Marx, 2001). Nur etwa die Hälfte der Interessenten bekommen Probetermine (probatorische Sitzungen nach § 23 a Pth-RL) in einer psychotherapeutischen Praxis, von diesen bekommen wiederum lediglich 61 % eine anschließende ambulante Psychotherapie angeboten (Zepf; Mengele; Hartmann, 2003). Angaben ähnlicher Dauer über Wartezeiten für Psychotherapie (5 Monate) macht die Bundespsychotherapeutenkammer (2010b) auf ihrer Homepage. In einer repräsentativen Online-Umfrage wurden 350 Personen u. a. dazu befragt, wie leicht oder schwer es für sie gewesen sei, einen Behandlungsplatz für eine Psychotherapie zu finden (Pro Psychotherapie e.V., 2008), Abbildung 1.6 zeigt die Ergebnisse. 64 % der insgesamt Befragten fanden die Suche nach einem Behandlungsplatz „sehr schwer", „schwer" oder „eher schwer". Selbst bei den Befragten, die einen Behandlungsplatz gefunden hatten, antworteten 48 %, die Suche sei „sehr schwer", „schwer" oder „eher schwer" gewesen.

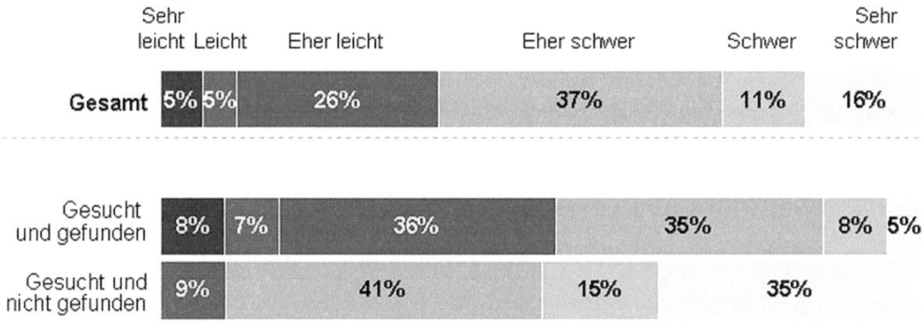

Abb. 1.6: Schwierigkeit der Suche nach einem Behandlungsplatz für Psychotherapie (Pro Psychotherapie e. V., 2008)

Diese Bewertungskategorien summierten sich für die Befragten, die keinen Behandlungsplatz gefunden hatten, sogar auf 91 %. Nach den Gründen befragt, wurden zwei Antworten am häufigsten genannt: Schwierigkeiten im Vertrauensaufbau zum Behandler und die langen Wartezeiten. In einer regionalen Stichprobenbefragung von Psychotherapeuten in Aachen (Arbeitskreis „Psychotherapie und Psychosomatik für Erwachsene", 2008) berichteten 10 von 23 Behandlern Wartezeiten von mehr als 6 Monaten, weitere 10 Behandler sogar Wartezeiten von mehr als 12 Monaten.

Schütte, Peschken und Friedrich (2003) berichten in ihrer Studie, die Fragebogenberichte von zugelassenen Psychotherapeuten erhob (Rücklaufquote: 42 %), dass sich auch in offiziell stark überversorgten Bereichen erhebliche

Wartezeiten von meist vier bis sechs Monaten ergaben, und bewerten dies als Indiz für ein Versorgungsdefizit. Auch die Verfügbarkeit von Therapieplätzen bzw. die Gründe für die Ablehnung von Therapiesuchenden durch Psychotherapeuten wurden erfragt. Abbildung 1.7 zeigt die Antworten der Befragten in einer Grafik von Bühring (2003). 57,7 %der befragten Psychotherapeuten berichteten als Grund für die Nichtaufnahme einer Psychotherapie, dass in absehbarer Zeit kein Behandlungsplatz frei gewesen sei.

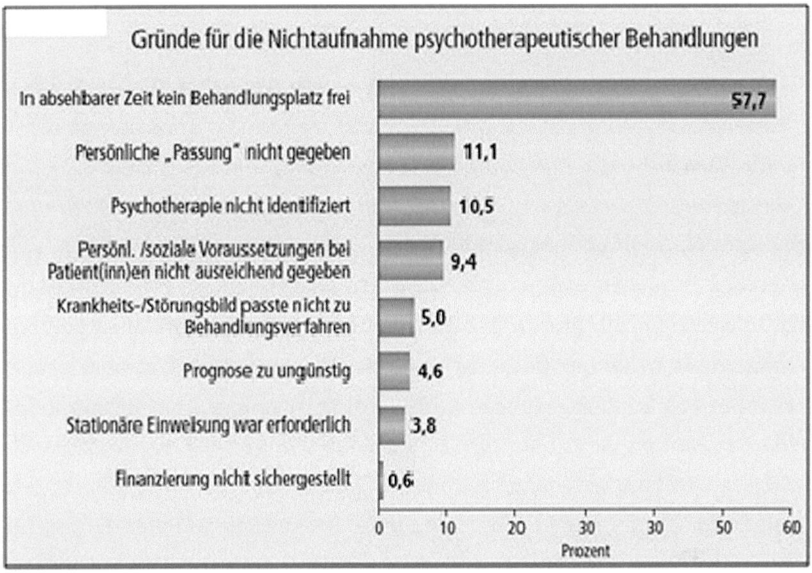

Abb. 1.7: Gründe für die Nichtaufnahme psychotherapeutischer Behandlungen (Bühring, 2003)

Offizielle Zahlen und Daten der Kassenärztlichen Vereinigungen oder Krankenkassen werden oft nicht publiziert oder zur Verfügung gestellt, was die Versorgungsforschung erschwert (Nübling, 2009). Zudem wird Versorgungsforschung bzgl. Psychotherapie mit geringen Fördergeldern ausgestattet und muss ohne industrielle Marketingbudgets auskommen (Margraf, 2009), wie sie die Medizinindustrie in anderen Bereichen zur Verfügung stellt (z. B. Pharmaindustrie, Klinikkonzerne). Aus Sicht der Kassenärztlichen Vereinigungen, in ihrer Doppelfunktion als Sicherstellungsbeauftragte für die Versorgung und als Honorarverteiler für Leistungserbringer, gab es bisher auch kein Versorgungsproblem. Vielmehr gelten weite Gebiete Deutschlands im

Rahmen der Bedarfsplanung als überversorgt. Allein die Bedarfszahlen wirken jedoch auf den ersten Blick willkürlich. So sollen in Kernstädten 2.577 Einwohner durch einen Psychotherapeuten versorgt werden, während in ländlichen Kreisen ein Psychotherapeut 23.106 Einwohner versorgen soll (Nübling, 2009). Zwar bestehen auch für andere Arztgruppen Stadt-/Landgefälle, doch sind diese anderer Relation (5,29:1 für Allgemeinärzte; 8,96:1 für Psychotherapeuten, vgl. Nagel, 2007, S. 124). Angesichts mangelnder empirischer Begründung bewertet Sollmann die Bedarfsplanung als „strukturellen Missbrauch" und meint:

> *„Die KBV-Politik in Bezug auf die Transparenz der tatsächlichen Psychotherapieversorgung dient der bewussten Fehlinformation, wenn nicht gar Täuschung der Psychotherapiepatienten." (Sollmann, 2007, S. 2)*

Etwas gemäßigter äußert sich Matzat (2009, S. 254): „Eine Bedarfsplanung, die diesen Namen verdient, gibt es nicht."

Epidemiologische Daten bestärken die Hypothese eines Versorgungsdefizits. So werden bspw. nur ca. 12 %der diagnostizierten Depressionen psychotherapeutisch behandelt (Bundespsychotherapeutenkammer, 2008, S. 9) und die Dauer von Erkrankungsbeginn bis zu angemessener psychotherapeutischer Behandlung liegt bei psychischen Erkrankungen bei durchschnittlich sieben Jahren (Steffanowski; Löschmann; Schmidt et al., 2007). In dieser Zeit erfolgen z.T. kostenintensive somatische Fehlbehandlungen und die psychische Erkrankung chronifiziert, d. h. die später ggf. folgende Psychotherapie dauert länger und die erreichbaren Besserungsraten sinken. Zuletzt hat sogar die Kassenärztliche Vereinigung Bayern konstatiert:

> *„PsychotherapeutInnen haben heute rund ein Drittel mehr Fälle zu versorgen als vor acht Jahren. Für die Zukunft könnte sich bei fortgesetztem Trend ein weiter zunehmender Behandlungsbedarf ergeben, dem durch mehr Behandlungskapazitäten Rechnung getragen werden muss." (Bayern, 2009, S. 33)*

Auch die Kassenärztliche Bundesvereinigung (KBV) scheint sich schon zukunftsorientiert auf neue Wege zu begeben, wie die Äußerung des Vorstandsvorsitzenden Dr. Andreas Köhler in einem Interview mit psychotherapeutischen Berufsverbänden im April 2010 zeigt:

„Die Bedarfsplanung kommt aus der Zeit der ärztlichen Überversorgung. Wir kommen in den Arztmangel. Und ich sage es auch – vielleicht das erste Mal öffentlich – wir kommen in die Phase des Psychotherapeutenmangels. [...] Das wird ein schwieriges Thema werden. Denn das heißt auch, ich brauche mehr Ärzte und Psychologen, die die psychotherapeutische Versorgung sicherstellen, als ich sie jetzt habe." (Deutsche Psychotherapeutenvereinigung, 2010, S. 20)

Die Kassenärztlichen Vereinigungen (KVen) haben bisher nicht mit Zulassung neuer Behandler im Rahmen einer angepassten Bedarfsplanung reagiert (Ausnahme: gesetzlich erzwungene Mehrzulassung von Kinder- und Jugendlichenpsychotherapeuten durch Art. 1 Nr. 2 GKV-OrgWG). Die Behandler ihrerseits werden mutmaßlich diese Versorgungslücke jedoch nicht durch Mehrarbeit schließen, da sie hierzu nicht bereit oder in der Lage sind. In einer Mitgliederbefragung der Deutschen Psychotherapeutenvereinigung (DPtV), referiert von Lubisch und Enzian (2008), geben 71,6 % der Befragten an, weniger als 30 Stunden Psychotherapie in der Woche zu leisten. Nur 22,8 % der Befragten sagen „Ja" zu dem Statement „Ich würde mehr arbeiten, wenn die Psychotherapie besser honoriert würde". Auch materielle Anreize taugen scheinbar wenig, die bereits zugelassenen Psychotherapeuten zu einer Mengenausweitung zu veranlassen. Aus Praxis und Forschung gibt es zahlreiche Hinweise, dass für Leistungserbringer die individuell leistbare Psychotherapie-Stundenzahl pro Tag begrenzt und nicht willkürlich ausweitbar ist (vgl. Dikomey, 2008). Das Phänomen der anbieterinduzierten Nachfrage (vgl. Lauterbach; Stock; Brunner, 2009, S. 46) kann als Alternativerklärung für Wartezeiten und ggf. Unterversorgung nicht angewendet werden, da sich die Effekte üblicherweise in Mengenausweitung zeigen sollten (Braun, 2006), welche aber in der Psychotherapie von den Anbietern eben überwiegend nicht gewollt oder nicht leistbar ist.

1.2.2 Kosten psychischer Erkrankungen

Zuletzt haben zahlreiche Studien von Krankenkassen zum Gesundheitszustand ihrer Versicherten in den Medien ein breites Echo gefunden. Besonders betont wurde dabei immer wieder die Zunahme psychischer Erkrankungen und deren Folgen für die Krankenversicherungen. So wird etwa im aktuellen Gesundheitsreport der Techniker-Krankenkasse (Grobe; Dörning, 2009) referiert, die Arbeitsunfähigkeitszeiten der TK-Versicherten wegen psychischer Erkrankungen hätten von 2007 auf 2008 um 9,2 % bei Männern und 14,7 % bei Frauen zugenommen (Kennzahl: Arbeitsunfähigkeitstage je 100 Versicherungsjahre). Die absolute Dauer der Arbeitsunfähigkeitszeiten ist bei psychischen Erkrankungen je Fall laut TK-Gesundheitsreport für die dort Versicherten mit 37,4 Tagen durchschnittlich für alle Diagnosegruppen nach ICD-10 am höchsten. Dies ist besonders darum kostentreibend für die TK, weil die Dauer der Arbeitsunfähigkeit im Einzelfall erheblich über der Dauer der Lohnfortzahlung (42 Tage nach § 3 Entgeltfortzahlungsgesetz) durch den Arbeitgeber liegt. Es ist dann durch die Krankenkasse Krankengeld in Höhe von 70 % des Bruttoeinkommens zu zahlen (§ 46 f SGB V). Ähnlich berichtet das IGES Institut im DAK-Gesundheitsreport (2010) eine Dauer der Arbeitsunfähigkeit anlässlich psychischer Erkrankungen von durchschnittlich 28 Tagen bei DAK-Versicherten. Der Anteil der Arbeitsunfähigkeitstage durch psychische Erkrankungen beträgt demnach bei Frauen 13,2 % und bei Männern 8,8 %, obwohl der Anteil der psychischen Erkrankungen an den Arbeitsunfähigkeitsfällen bei nur 4,2 % liegt. Dies entspricht dem ebenfalls vom IGES Institut berichteten Befund, wonach insgesamt der Anteil der Fälle mit Dauer über 42 Tage (also mit Krankengeldzahlung) zwar nur 3,2 % der Fälle beträgt, dieser jedoch bezüglich der absoluten Anzahl an Arbeitsunfähigkeitstagen bei 38,2 % liegt. Relativ wenige arbeitsunfähige Versicherte verursachen demnach viele Arbeitsunfähigkeitstage, woran psychische Erkrankungen aufgrund ihrer Dauer besonderen Anteil haben. Tabelle 1.1 zeigt eine vergleichende Übersicht der Arbeitsunfähigkeitstage durch psychische Erkrankungen über mehrere Krankenkassen aus dem Jahr 2004.

Tabelle 1.1: Arbeitsunfähigkeit nach Krankheitsarten bei verschiedenen Krankenkassen im Jahre 2004. Anteil der AU-Tage in Prozent, Rangfolge je Krankenkasse in Klammern angegeben (Lademann; Mertesacker; Gebhardt, 2006, S. 124)

	AOK	BARMER	BKK	DAK	IKK
Muskel- und Skeletterkrankungen	25,2 % (1)	23,3 % (1)	26,7 % (1)	22,6 % (1)	26,7 % (1)
Verletzungen	13,2 % (2)	8,8 % (4)	15,4 % (3)	14,4 % (3)	19,0 % (2)
Krankheiten des Atmungssystems	12,0 % (3)	16,2 % (2)	15,5 % (2)	15,5 % (2)	12,4 % (3)
Psychische Störungen	***7,8 % (4)***	***13,0 % (3)***	***8,3 % (4)***	***9,8 % (4)***	***5,9 % (5)***
Krankheiten des Herz- Kreislaufsystems	7,2 % (5)	5,6 % (6)	4,6 % (6)	5,6 % (6)	4,8 % (6)
Krankheiten des Verdauungssystems	6,6 % (6)	7,3 % (5)	6,8 % (5)	7,2 % (5)	6,7 % (4)
Sonstige	28,0 %	25,8 %	22,7 %	24,9 %	24,5 %
Gesamt	100 %	100 %	100 %	100 %	100 %

Margraf (2005) referiert aus DAK-Daten eine Zunahme von Arbeitsunfähigkeit wegen psychischer Erkrankung von 1997 bis 2004 um 68,7 %. Abbildung 1.8 veranschaulicht die Zunahme der Arbeitsunfähigkeitstage für drei Krankenkassen.

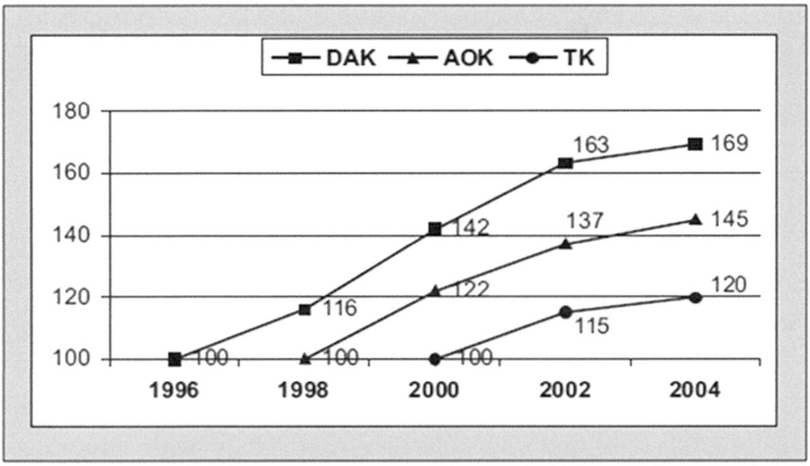

Abb. 1.8: Entwicklung der AU-Tage aufgrund psychischer Störungen bei der DAK, AOK und TK von 1996 bis 2004. Relative Veränderung der AU-Tage in Prozent, DAK: 1996 = 100 % AOK: 1998 = 100 %, TK: 2000 = 100 % (Lademann; Mertesacker; Gebhardt, 2006, S. 124)

Genau jene Erkrankungen, die explizit im Indikationsbereich der Psychotherapie liegen (affektive Störungen, neurotische, Belastungs- und somatoforme Störungen, vgl. z. B. Wissenschaftlicher Beirat Psychotherapie, 2003, 2004), tragen besonders stark zu den durch psychische Erkrankungen verursachten Arbeitsunfähigkeitstagen bei (vgl. Abb. 1.9), nämlich mit ca. 70 % (AOK) und mehr als 80 % (BKK, DAK).

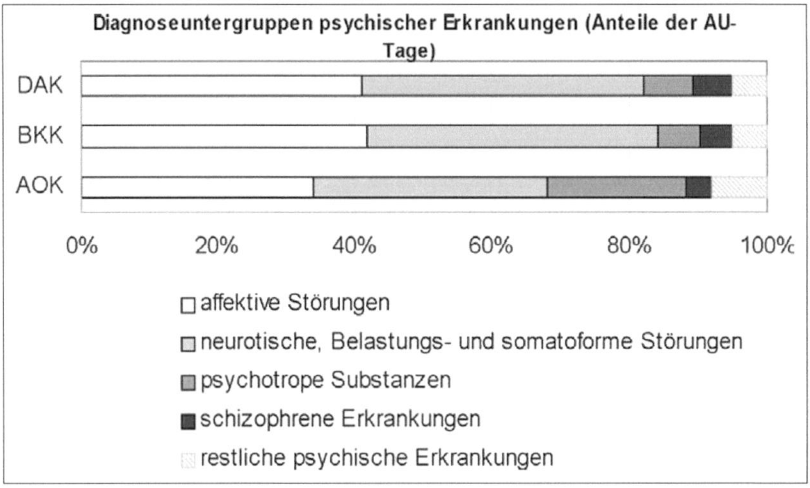

Abb. 1.9: Verteilung verschiedener Diagnoseuntergruppen psychischer Störungen bei der AOK, BKK und DAK im Jahr 2004. Anteile der AU-Tage aller psychischen Störungen in Prozent. (Lademann; Mertesacker; Gebhardt, 2006, S. 125)

Für die BKK liegen für 2004 auch Daten über stationäre psychiatrische Behandlungen psychischer Erkrankungen vor:

> *„So verursachten sie im Jahr 2004 unter allen Diagnosegruppen mit 241 Tagen je 1.000 Versicherte den höchsten Anteil aller Krankenhaustage. Seit 1990 hat es damit eine Steigerung der stationären Behandlungstage aufgrund psychischer Erkrankungen von 8,4 % auf 15,7 % gegeben." (Lademann; Mertesacker; Gebhardt 2006, S. 126)*

Dörning (2010) aggregiert ältere und aktuelle Daten von Krankenkassen (GEK, BEK, TK) für die Parameter Krankenhausfallhäufigkeiten, Krankenhaustage und Krankengeldtage, um die Entwicklung im Verlauf zu skizzieren (vgl. Abb. 1.10–1.12).

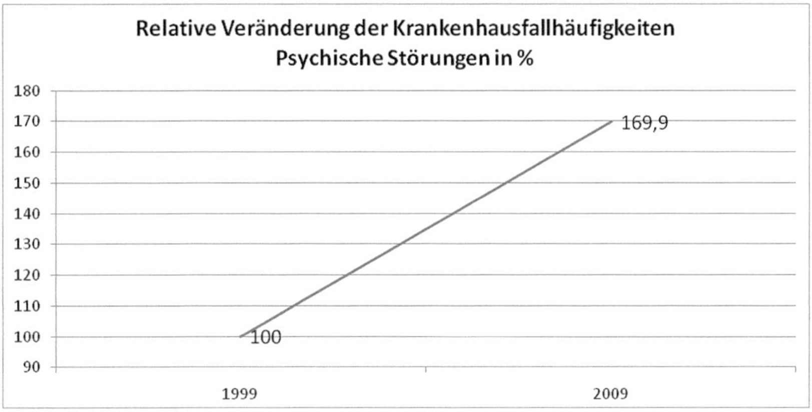

Abb. 1.10: Relative Veränderungen der Krankenhausfallhäufigkeiten bei psychischen Störungen zwischen 1999 und 2009 (nach Dörning, 2010)

Abbildung 1.10 zeigt die relativen Veränderungen von Krankenhausfallhäufigkeiten bei psychischen Störungen von 1999 bis 2009 für diese Krankenkassen. Es ist ein Anstieg um 69,9 % zu verzeichnen. Psychische Störungen führten 2009 wesentlich häufiger zu stationärer Krankenhausbehandlung als noch zehn Jahre zuvor. In Abbildung 1.11 werden die Krankenhaustage je 1.000 Versicherungsjahren bei psychischen Störungen abgebildet, also anstelle der Fallhäufigkeiten (Abb. 1.10) die Menge der Krankenhaustage. Auch hier ist ein erheblicher Anstieg zu verzeichnen: 1999 waren es 201 Tage stationäre Behandlung je 1.000 Versicherungsjahre, 2009 schon 268 Tage.

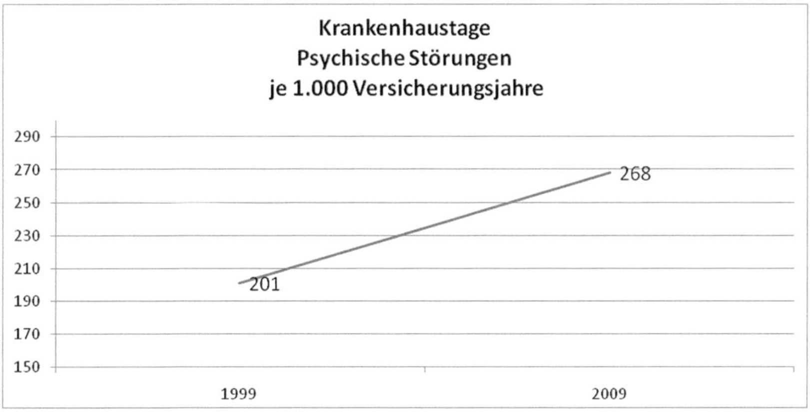

Abb. 1.11: Krankenhaustage je 1.000 Versicherungsjahre 1999 bis 2009 bei psychischen Störungen (nach Dörning, 2010)

Für die Jahre 2002 bis 2009 werden in Abbildung 1.12 Krankengeldtage je Versicherungsjahr bei psychischen Störungen dargestellt. Hier ist ebenfalls ein erheblicher Anstieg zu verzeichnen. Bezog ein durchschnittlicher Beschäftigter 2002 noch für 0,64 Tage Krankengeld wegen psychischer Störungen, so waren es 2009 bereits 1,0 Tage.

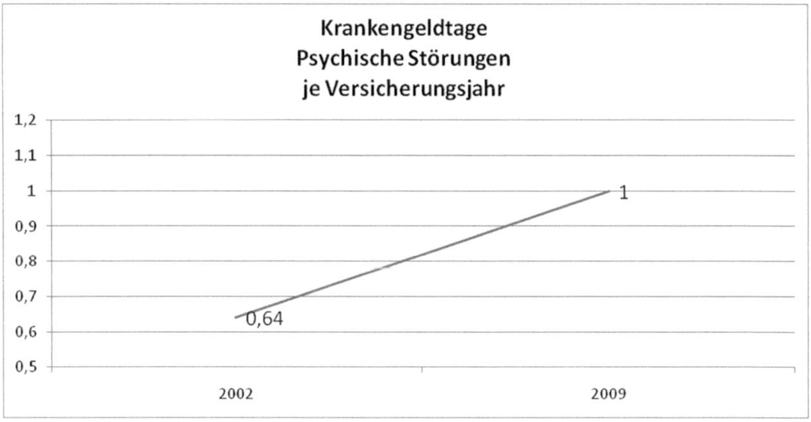

Abb. 1.12: Krankengeldtage der Beschäftigten je Versicherungsjahr 2002 bis 2009 bei psychischen Störungen (nach Dörning, 2010)

Auch die direkten Behandlungskosten scheinen also erheblich zu sein und können gerade bei den besonders kostenintensiven stationären Behandlungen einen Zuwachs verzeichnen. Von Wittchen und Jacobi (2005) liegen europäische Zahlen vor, die die Kostenanteile direkter Behandlungskosten, anderer direkter Kosten und indirekter Kosten psychischer Erkrankungen differenzieren. Der folgenden Tabelle 1.2 ist zu entnehmen, dass von 294,719 Milliarden Euro Gesamtkosten für psychische Erkrankungen in Europa immerhin 132,895 Milliarden Euro indirekte Kosten sind. Jedoch sind die direkten Behandlungskosten mit 110,061 Milliarden Euro genauso beachtenswert.

Tabelle 1.2: Durch psychische Störungen verursachte Kosten in Europa in Milliarden Euro (nach Wittchen; Jacobi, 2005)

	Direkte Behandlungskosten	Andere direkte Kosten	Indirekte Kosten	Gesamtkosten
Psychische Störungen gesamt	110,061	51,673	132,895	294,719

Wenn die in Kapitel 1.2.1 beschriebene Versorgungslücke nicht durch Mehrzulassungen von Behandlern seitens der Kassenärztlichen Vereinigungen gefüllt wird und die bereits zugelassenen Behandler aus individuellen Kapazitätsgründen nicht mehr arbeiten können oder wollen, droht die defizitäre Versorgung mit Psychotherapie für die Krankenkassen zu einem dauernden Kostentreiber durch Krankengeldzahlung ebenso wie durch direkte Behandlungskosten zu werden. Besonders unter dem Gesichtspunkt des Wettbewerbs unter den Krankenkassen um Versicherte ist dies bedeutsam (Zusatzbeiträge, vgl. Pressemitteilung Nr. 32 des Bundesministeriums für Gesundheit vom 06.07.2010, http://www.bmg.bund.de/fileadmin/redaktion/pdf_pressemeldungen/2010/pm-10-07-06-gesundheitsreform.pdf.

Dabei kann Psychotherapie als besonders geeignetes Mittel zur Kostensenkung angesehen werden. Margraf (2009) berichtet in seiner Metaanalyse von Studien zum Kosten-Nutzen-Verhältnis der Psychotherapie bei psychischen Erkrankungen eine Reduktion medizinischer Kosten in 95 % aller Studien, Netto-Einsparungen bei den Behandlungskosten nach einem bis fünf Jahren in 86 % der Studien und eine bessere Kosteneffektivität im Vergleich zu medikamentöser Therapie in 76 % der Studien.

2 Wettbewerb

In diesem Kapitel werden zunächst das Wettbewerbskonzept und seine allgemeinen Annahmen vorgestellt, daran anschließend werden Einschränkungen des Konzepts in der gesetzlichen Krankenversicherung herausgearbeitet. Es folgen Ansatzpunkte für die Intensivierung des Wettbewerbs und die Ableitung von Wettbewerbsfeldern. Schließlich wird das Kapitel um eine kritische Sicht auf das Wettbewerbskonzept im beschriebenen Zusammenhang ergänzt.

2.1 Allgemeine Wettbewerbsannahmen

Wettbewerb ist ein Konzept der Marktwirtschaft, welches im Folgenden kurz nach Woll (2003), Guckelsberger und Kronenberger (2006) sowie Piekenbrock (2009) umrissen wird. Benötigt werden für einen Wettbewerb: die Existenz von Märkten, Anbietern und Nachfragern sowie deren Bereitschaft, ihren Zielerreichungsgrad zulasten anderer Wirtschaftssubjekte zu verbessern (Wettbewerbsgeist). In der marktwirtschaftlichen Ordnung stellt der Staat zur Verfügung:

- Rahmenbedingungen, z. B. Rechtsordnung, Geldwertstabilität, Korrektur unerwünschter Marktergebnisse, Verteilungsgerechtigkeit und
- Freiheiten, z. B. freies und verfügbares Eigentum, Konsumentensouveränität, freien Marktzugang.

2.1.1 Statisches Gleichgewichtsmodell

Die Interessen der Wirtschaftssubjekte werden auf einer Vielzahl von Märkten im Zusammenspiel von Angebot und Nachfrage koordiniert. Dabei erfüllt der Preismechanismus wichtige Funktionen, er ist:

- Knappheitsmesser für Güter (Signalfunktion),
- stimmt Pläne auf und zwischen Märkten ab (Planabstimmungsfunktion),
- steuert den Fluss der Produktionsfaktoren (Allokationsfunktion),
- korrigiert in der Marktabstimmung frühere Entscheidungen (Zeitüberbrückungsfunktion) und
- steuert Entgelte für Produktionsfaktoren (Verteilungsfunktion).

Idealerweise wird dabei von einem vollkommenen Markt oder einer vollständigen Konkurrenz ausgegangen, in welcher durch das freie Spiel der Kräfte

(„invisible hand“) die Harmonie von Einzel- und Gesamtinteressen gewahrt bleiben soll. Dieses Ideal ist definitorisch gekennzeichnet durch:

- eine sehr große (atomistische) Anzahl von Marktteilnehmern (Anbietern und Nachfragern)
- unbeschränkten Marktzutritt
- Homogenität der Güter
- Unabhängigkeit individueller Entscheidungen
- völlige Markttransparenz
- Nutzenmaximierung der Teilnehmer (rationales Verhalten)

In diesem statischen Gleichgewichtsmodell soll ein Zustand maximaler wirtschaftlicher Effizienz erreichbar sein. Diese ist dadurch gekennzeichnet, dass es einer Person nicht möglich ist, ihr Versorgungsniveau zu verbessern, ohne das Versorgungsniveau einer anderen Person zu verschlechtern. Dieser Zustand wird als Pareto-Optimum bezeichnet. Im Unterschied zu einer zentralen Planwirtschaft funktioniert dieser Koordinationsprozess ohne staatliche Lenkung. Dieses Ideal ist allerdings in der Realität nicht herstellbar (wirklichkeitsferne Prämissen) und damit sind Unvollkommenheiten zu erwarten.

2.1.2 Dynamische Modelle

Im Konzept des „monopolistic competition“ werden als Unvollkommenheitsfaktoren heterogene Güter angenommen, also Präferenzen der Nachfrager. Das Konzept des „working competition“ nimmt an, dass Unvollkommenheitsfaktoren sich gegenseitig ausgleichen können, z. B. kann demnach ein Oligopol (stark verringerte Anzahl der Marktteilnehmer) durch Intransparenz der Märkte ausgeglichen werden. Diese Unvollkommenheiten, so die Annahme, initiieren einen dynamischen Prozess von Vorstoß und Verfolgung (challenge and response), der den Wettbewerb in Gang bringt. Unvollkommenheiten sind diesem Modell zufolge also gut, wenn sie wirtschaftlichen Fortschritt erzeugen (vgl. Woll, 2003).

Im neoklassischen Wettbewerbskonzept wird Wettbewerb hingegen als Such- und Informationsprozess begriffen, mit welchem die im Wesentlichen unbekannten Umstände, in denen andere Marktteilnehmer handeln, entdeckt werden müssen. Dieser Entdeckungsprozess ist dem Konzept zufolge im Ergebnis a priori unvorhersehbar, neben gegenwärtigen Wettbewerbern muss auch mit potenziellen neuen Wettbewerbern gerechnet werden. Ein freier Wettbewerb ist hier durch Freiheit der Parallelprozesse (Anbieter) und Austauschprozesse (Nachfrager) gekennzeichnet, aber nicht durch Marktstrukturkomponenten eingeschränkt (z. B. Zugangsbeschränkungen) und auf Marktverhaltensseite vom Wettbewerbsgeist getragen. Wichtiger Wettbewerbsmotor sind hier die sogenannten „Pioniergewinne", also Gewinne aufgrund von Vorsprung durch Innovationen. Die Geschwindigkeit, mit der solche Pioniergewinne aufgezehrt werden, gilt als Maß für die Intensität des Wettbewerbs. Je länger gezehrt werden kann, umso geringer die Wettbewerbsintensität; je kürzer gezehrt werden kann, umso stärker die Wettbewerbsintensität.

Das Konzept des „funktionsfähigen Wettbewerbs" formuliert Aufgaben des Wettbewerbs (vgl. Woll, 2003; Clark, 1940):

- Einkommensverteilung nach Marktleistung und Verhinderung von Ausbeutung durch Marktmacht (leistungsgerechte Einkommensverteilung),
- Steuerung der Zusammensetzung des Angebots an Waren und Dienstleistungen gemäß den Käuferpräferenzen (Konsumentensouveränität),
- bestmögliche Lenkung der Produktionsfaktoren (optimale Faktorallokation),
- Anpassung von Produkten und Produktionskapazitäten an Nachfragestruktur und Produktionstechnik (Anpassungsflexibilität),
- Beschleunigung von Produkt- und Prozessinnovationen (technischer Fortschritt).

Neben der Bereitstellung von Rahmenbedingungen und Freiheiten sind staatliche Aufgaben:

- Marktmängel bekämpfen (ungleiche Einkommens- und Vermögensverteilung, Machtkonzentration, Wettbewerbsbeschränkungen, Konjunkturschwankungen, externe Effekte)
- Kollektivgüter bereitstellen, z. B. innere Sicherheit
- unbefriedigende Verteilung meritorischer Güter, z. B. Bildung, Gesundheit, korrigieren

2.2 Wettbewerb im Rahmen der gesetzlichen Krankenversicherung

Im folgenden Kapitel werden charakteristische Züge des Wettbewerbs im Rahmen der gesetzlichen Krankenversicherung dargestellt. Neben Wettbewerbs- und Effizienzpotenzialen werden unter anderem Wettbewerbsbeschränkungen und die Bedeutung der Prinzipal-Agent-Beziehungen in diesem Zusammenhang erläutert.

2.2.1 Fürsprecher des Wettbewerbs

Woll (2003) spricht sich grundsätzlich dagegen aus, Ausnahmebereiche der Wirtschaft für meritorische Güter zu erklären, welche sich einer Organisation durch Wettbewerb entziehen. Dies umgekehrt als notwendig zu bezeichnen, sei eine unbewiesene Behauptung a priori, die dann in der Konsequenz keine Überprüfung erfahren könne. Mit den folgenden Zitaten soll eine breite Fürsprache für mehr Wettbewerb im Gesundheitswesen in Politik und Gesellschaft exemplarisch verdeutlicht werden. Bahr (2008, S. 382), damals Mitglied im Gesundheitsausschuss des Bundestages sowie gesundheitspolitischer Sprecher der FDP-Bundestagsfraktion und heute Parlamentarischer Staatssekretär im Bundesministerium für Gesundheit, spricht sich ausdrücklich für „Effizienz durch mehr Wettbewerb" aus.

Cassel, Ebsen, Greß et al. (2006, S. 18) meinen:

> *„Soll das Leistungsgeschehen medizinisch effektiver, wirtschaftlich effizienter und patientengerechter werden, ist die überbordende staatliche und korporatistische Regulierung mit ihren mannigfaltigen Fehlsteuerungen zugunsten eines intensiven Wettbewerbs in allen Bereichen des Gesundheitssystems zu überwinden."*

Rürup und Wille (2009, S. 8 f) sehen Wettbewerbs- und Effizienzpotenziale

> *„[...] im Preiswettbewerb zwischen Krankenhäusern, in der Ausweitung und Gestaltbarkeit von Selektivverträgen sowohl für die ambulante als auch für eine sektorübergreifende, integrierte Versorgung sowie in der Anwendung des Wettbewerbsrechts in der GKV."*

Auch der Managerkreis der Friedrich-Ebert-Stiftung positioniert sich ähnlich positiv zum Wettbewerb in der GKV:

> *„Ohne Stärkung des Wettbewerbs wird der Grundwiderspruch zwischen regulierender Gesundheitspolitik und der förderungswürdigen Dynamik der Gesundheitswirtschaft nicht zu lösen sein." (Gerster; Afheldt; Braun et al., 2008, S. 25)*

2.2.2 Wettbewerbseinschränkungen

Ebenso kann jedoch abgeleitet werden, dass der Wettbewerb im Kollektivvertragssystem diversen Einschränkungen unterliegt (im folgenden Text bezogen auf die zuvor erarbeiteten Kriterien halbfett hervorgehoben). Dies wird schon an der **Marktstruktur** im Gesundheitswesen erkennbar (vgl. Abb. 2.1).

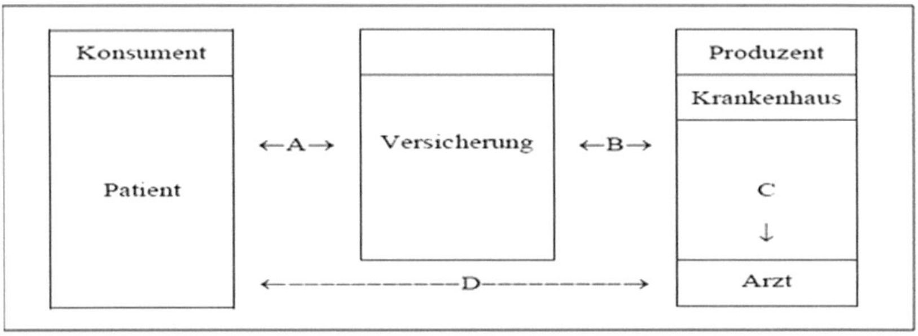

Abb. 2.1: Marktstruktur im Gesundheitswesen mit Transaktionen (Börsch-Supan, 2007, S. 4)

Hier ist ablesbar, dass sowohl direkte als auch indirekte Beziehungen von Marktteilnehmern bestehen. Zwar können Leistungserbringer Patienten Dienstleistungen anbieten, doch erfolgt die Honorierung indirekt über die Auszahlung der Gesamtvergütung durch die Krankenversicherungen an die Kassenärztlichen Vereinigungen, die wiederum den Vertragsärzten Einzelleistungen vergüten. Die Patienten als Nachfrager unterliegen keiner bzw. nur geringfügiger Preissteuerung ihrer behandlerbezogenen Transaktionen. Sie haben ihre Krankenversicherungsbeiträge (§ 241 Abs. 1 SGB V) bezahlt, ggf. einen Zusatzbeitrag (§ 242 Abs. 1 SGB V) und zahlen einmal im Quartal die Praxisgebühr (§ 28 Abs. 4 SGB V) bzw. für 28 Tage Krankenhausaufenthalt zu (§ 39 Abs. 4 SGB V). Weitere handlungs- bzw. nachfragebezogene Entgelte fallen nicht an, egal wie häufig ein Arzt aufgesucht wird. Zudem sind Zuzahlungen begrenzt (§ 62 SGB V, hierzu gehören weitere Zuzahlungen, z. B. für Medikamente, Soziotherapie, Fahrtkosten). Auch können Behandler ihre Preise nicht frei festlegen, sie sind an Gebührenordnungen gebunden. Es finden also **nur teilweise freie Parallel- und Austauschprozesse** statt, ebenso ist der **Preismechanismus in seiner regulierenden Wirkung nahezu ausgeschaltet**. Außerdem sind die Anbieter beschränkt auf solche mit Kassenzulassung, der **Markteintritt ist also nicht**

frei und es besteht **Kontrahierungszwang im Kollektivvertrag**. Für die ambulante Versorgung sind die Transaktionen in Abbildung 2.2 konkretisiert.

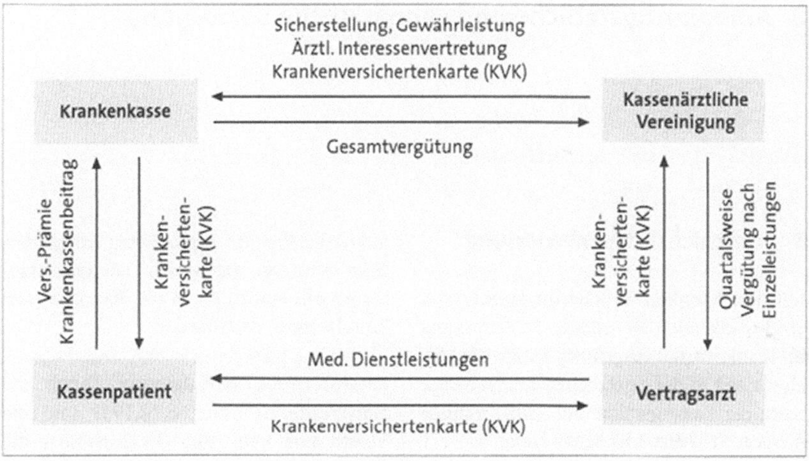

Abb. 2.2: Vertragliche Beziehungen in der ambulanten Versorgung (Nagel, 2007, S. 122)

Zudem kann **nicht von Markttransparenz** ausgegangen werden. Vielmehr bestehen diverse **Informationsasymmetrien** zwischen:

- Behandlern und Patienten
- Versicherungen und Patienten
- Behandlern und Versicherungen

Im Kollektivvertragssystem sind zudem **Pioniergewinne als Motor des Fortschritts und Belohnung von Innovationen keineswegs gewährleistet**. Bisher konnten ambulante Anbieter Investitionen, z. B. in apparative Diagnostik oder besonders qualifiziertes Personal, lediglich durch Mengenausweitung amortisieren. Dieses (über viele Jahre als kollektives Hamsterrad-Phänomen bekannte) Ergebnis verschaffte zuletzt nur noch sehr vorübergehend Pioniergewinne, nämlich bis zum nächsten regionalen Honorarverteilungsvertrag (HVV), bis zur nächsten Reform des einheitlichen Bewertungsmaßstabs (EBM) oder bis zur nächsten Gesundheitsreform. Dann fand sich meist eine Neuregelung, die die Einnahmen zugunsten des Gesamtsystems und zulasten des innovativen Behandlers wieder begrenzte, z. B. durch die Neudefinition von Regelleistungsvolumina (RLV) wie in Westfalen-Lippe (KV Westfalen-Lippe 2010), zuletzt durch die Einführung sogenannter qualitätsgebundener Zusatzvolumina (QZV).

2.2.3 Prinzipal-Agent-Beziehungen

Die Entscheidungen der Subjekte in diesem Markt sind nicht unbedingt unabhängig und nachvollziehbar. Folgen sind etwa, dass die **Konsumentensouveränität der Patienten nicht gewährleistet** ist. Umgekehrt gilt bzgl. der Compliance der Patienten, dass diese den Behandlern nicht umfassend bekannt ist. Auch das Wissen um die Risiken in der Versichertenpopulation ist ungleich verteilt, hier wissen die Krankenkassen oft mehr als die Behandler. Zur Vermeidung einer Risikoauslese seitens der Kassen dient hier der morbiditätsorientierte Risikostrukturausgleich (Morbi-RSA) nach § 266 SGB V. Die Versorgung wird aber durch die Kassenärztlichen Vereinigungen sichergestellt (§ 75 Abs. 1 SGB V), welche gleichzeitig die Interessen der Leistungserbringer gegenüber den Krankenkassen vertreten sollen (§ 75 Abs. 2 SGB V). Beispielsweise lassen sich vor diesem Hintergrund folgende Fragen konstruieren:

- Empfiehlt der Arzt eine notwendige Diagnostik oder eine für ihn gut abrechenbare Leistung?
- Kommt der Patient zum vierten Mal wegen derselben Beschwerden in die Praxis, weil die bisherigen Maßnahmen nicht geholfen haben oder weil der Patient sie nicht angewendet hat?
- Verhandeln Krankenkassen Maßnahmen, die im Sinne der Versorgung sinnvoll sind, oder streben sie Vertragsbedingungen an, die durch statistische Analyse und betriebswirtschaftliche Auswertung vorteilhaft für die Finanzsituation der Kasse erscheinen?
- Sehen die Kassenärztlichen Vereinigungen wirklich im Rahmen des Sicherstellungsauftrags keinen Bedarf für die Zulassung weiterer Psychotherapeuten oder scheuen sie als Honorarverteilungsinstanz Konflikte mit nichtpsychotherapeutischen Behandlern, die Honorarverluste befürchten müssten?

Solche Unsicherheiten können als Prinzipal-Agent-Beziehungen dargestellt werden, wie in Abbildung 2.3 von Cassel, Ebsen, Greß et al. (2006).

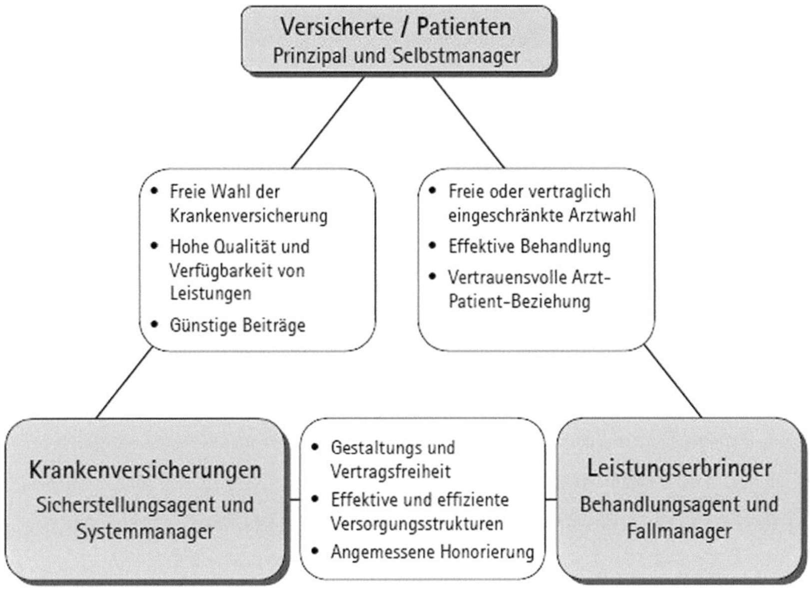

Abb. 2.3: Prinzipal-Agent-Beziehungen im Gesundheitssystem (Cassel, Ebsen, Greß et al., 2006, S. 22)

Der Versicherte ist einerseits Prinzipal gegenüber den Krankenversicherungen (Agenten), die er frei wählen kann und die ihm zu günstigen Beiträgen eine Behandlung in hoher Qualität verfügbar machen sollen. Dieselbe Person ist andererseits Patient Prinzipal gegenüber den Leistungserbringern (Agenten), die er (relativ) frei wählen kann und die ihm im Rahmen einer vertrauensvollen Arzt-Patient-Beziehung effektive Behandlung zukommen lassen sollen. Kennzeichen solcher Prinzipal-Agent-Beziehungen ist gerade, dass für den Prinzipal nicht mit Sicherheit erkennbar ist, ob der Agent den an ihn vergebenen Auftrag wirklich bestmöglich erfüllt. Weil dies nicht eindeutig ist, hat der Agent Spielräume, die er im Eigeninteresse nutzen kann (moral hazard). Hierzu kann bspw. ausreichende anstelle bestmöglicher Auftragserfüllung geleistet werden (Arzt gegenüber Patient), hohe Verwaltungskosten können als Folge des technischen Fortschritts in der Medizin verkauft werden (Krankenkasse gegenüber Versicherten) oder die üppige Weihnachtsgans dem Arzt verschwiegen werden, der den Bluthochdruck einstellen soll (Patient gegenüber Arzt).

Schreyögg (2008) beschreibt zusammenfassend vier zentrale Informationsverzerrungen in Prinzipal-Agent-Dyaden:

- versteckte Mängel bei Vertragsabschluss
- versteckte Handlungen während des Leistungsprozesses
- versteckte Informationen über Leistungszusammenhänge
- versteckte Ziele

2.2.4 Wettbewerbsfelder

Aus den bisher abgeleiteten Einschränkungen des Wettbewerbs in der GKV lassen sich folgende Ansatzpunkte für eine Intensivierung des Wettbewerbs schlussfolgern:

- mehr Freiheit für Austauschprozesse von Anbietern und Nachfragern
- bessere Nutzung der regulierenden Wirkung des Preismechanismus
- Erleichterung des Markteintrittes für potenzielle Wettbewerber
- Verbesserung von Markttransparenz durch Abbau von Informationsasymmetrien
- Stärkung selektiver Kontrahierungsmöglichkeiten
- Ermöglichung von Pioniergewinnen

Aus den in Abbildung 2.3 dargestellten Prinzipal-Agent-Beziehungen leiten Cassel, Ebsen, Greß et al. (2006) Wettbewerbsfelder ab, die Abbildung 2.4 zeigt.

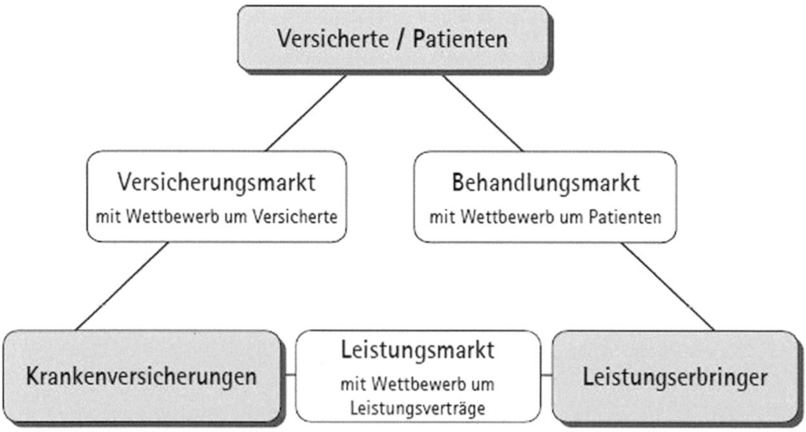

Abb. 2.4: Abgeleitete Wettbewerbsfelder (Cassel, Ebsen, Greß et al., 2006, S. 23)

Es werden drei Märkte definiert: der Versicherungsmarkt, der Behandlungsmarkt und der Leistungsmarkt. In diesen Märkten können Wettbewerber konkurrieren, woraus die Bezeichnung Wettbewerbsfelder ableitbar ist:

- Krankenkassen um Versicherte (Versicherungsmarkt)
- Behandler um Patienten (Behandlungsmarkt)
- Krankenkassen und Leistungserbringer um Verträge (Leistungsmarkt)

Bei genauerer Betrachtung fehlen in diesem Prinzipal-Agenten-Dreieck die Kassenärztlichen Vereinigungen, die an den Transaktionen im Leistungsmarkt ja durchaus beteiligt sind. Die Autoren binden die Kassenärztlichen Vereinigungen gemeinsam mit dem Spitzenverband der Krankenkassen (§ 217 a SGBV) als Verbändekartell ein und verdeutlichen damit den wettbewerbsschädlichen Einfluss auf den Leistungsmarkt (vgl. Abb. 2.5). Die Kollektivverträge mit Kontrahierungszwang stellen nach Cassel, Ebsen, Greß et al. ein Vertragsmonopol her und die einheitliche Honorierung bei Zwangsmitgliedschaft in den Kassenärztlichen Vereinigungen führt den Autoren zufolge zu einem Vergütungsmonopol.

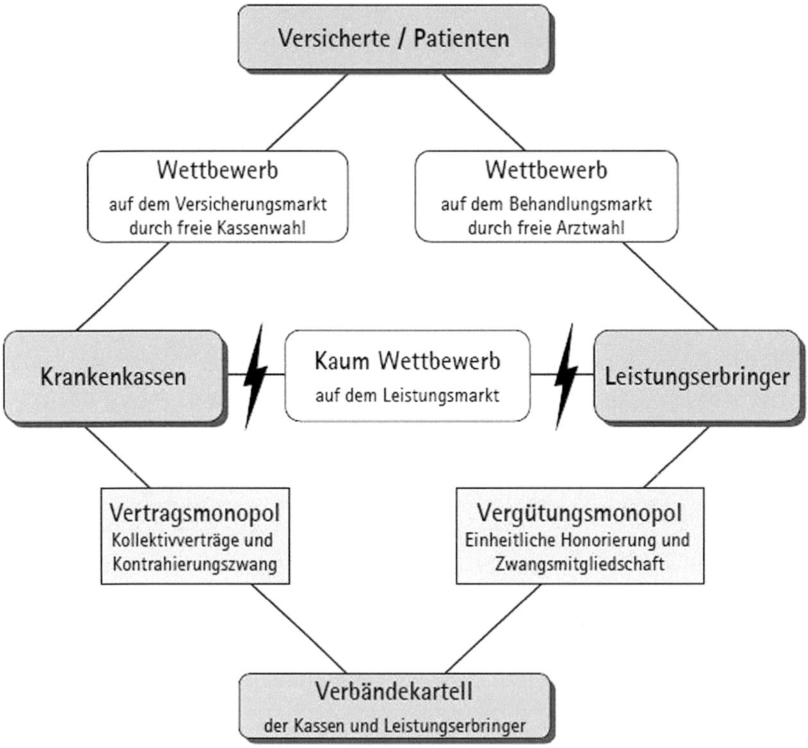

Abb. 2.5: Beeinträchtigung des Wettbewerbs im Leistungsmarkt durch Kassenärztliche Vereinigungen und GKV-Spitzenverband im Sinne eines Verbändekartells (Cassel; Ebsen; Greß et al., 2006, S. 27)

Die hieraus i. V. m. den oben genannten Ansatzpunkten begründbare Stärkung selektiver Kontrahierung wurde 2004 durch das Gesundheitsmodernisierungsgesetz (GMG) mittels § 140 a SGB V (Integrierte Versorgung) und 2007 durch das Gesetz zur Stärkung des Wettbewerbs in der gesetzlichen Krankenversicherung (GKV-WSG) mittels § 73 c SGB V (besondere ambulante ärztliche Versorgung) bereits vom Gesetzgeber zur Verfügung gestellt. Auf dem so gestärkten Leistungsmarkt können Anbieter untereinander um bestmögliche Verträge mit den Krankenkassen konkurrieren und umgekehrt. Bezogen auf die zuvor genannten Ansatzpunkte zur Intensivierung des Wettbewerbs werden hierdurch:

- mehr Freiheit für Transaktionen zwischen Behandlern und Krankenkassen gewährt (Wer bietet was an? Wer fragt was nach?),

- wird die regulierende Wirkung des Preismechanismus besser genutzt (Honorare können verhandelt werden),
- werden Pioniergewinne ermöglicht (z. B. durch Honorierung von Behandlungsqualität, „pay-for-performance") und
- wird eine höhere Markttransparenz geschaffen (Patientenquittungen, Benchmarking-Vereinbarungen, öffentliche Dokumentation usw.).

Eine verbesserte Marktzugänglichkeit wird nicht hergestellt, da auf Behandlerseite weiterhin lediglich Leistungserbringer im Sinne des § 95 Abs. 1 SGB V, also dem Grunde nach kassenzugelassene Vertragsärzte, Zugang haben. Dies ist die gleiche Behandlergruppe wie im Kollektivvertrag. Cassel, Ebsen, Greß et al. (2006, S. 69 f) weisen darauf hin, wie dieses Problem lösbar wäre:

> *„Wenig einleuchtend ist auch, dass selektive Verträge nur mit (sektoral) zugelassenen Leistungserbringern geschlossen werden können. [...] Warum sollen sich etwa neue Leistungserbringer um eine Zulassung im Kollektivvertragssystem bemühen, wenn sie möglicherweise überhaupt nicht vorhaben, in diesem Rahmen tätig zu werden, sondern Versorgungsleistungen ausschließlich im Rahmen selektiver Versorgungsformen erbringen wollen?"*

Psychologische Psychotherapeuten, Kinder- und Jugendlichenpsychotherapeuten und Ärztliche Psychotherapeuten mit Approbation, aber ohne Kassenzulassung, könnten solche Vertragspartner werden, die ausschließlich außerhalb des Kollektivvertrages im Rahmen von Selektivverträgen tätig würden. Sie würden mit der Absolvierung gleichwertiger Ausbildung eine ähnliche Behandlungsqualität gewährleisten. So käme ein Mehrangebot psychotherapeutischer Leistungen auf den Markt und wäre potenziell in der Lage, die übergroße Nachfrage nach Psychotherapie zu beantworten und bei den Krankenkassen die Kosten für Krankengeld ebenso wie die direkten Behandlungskosten zu reduzieren. Kassenzugelassene und nicht kassenzugelassene Psychotherapeuten würden dann in einen Angebotswettbewerb im Rahmen der Selektivverträge eintreten. Hierfür wäre eine Gesetzesänderung in den entsprechenden Regelungen des SGB V erforderlich.

Jedenfalls aber wird im Rahmen der Fragestellung dieser Arbeit ableitbar: Für Psychotherapeuten könnten Chancen im **Vertragswettbewerb** auf dem **Leistungsmarkt** erwartbar sein.

2.3 Kritik des Wettbewerbs in der gesetzlichen Krankenversicherung

Eine grundlegende kritische Auseinandersetzung mit dem Wettbewerb im Gesundheitswesen findet sich bei Deppe (1997). Er beschreibt, welche Markteigenschaften in seinen Augen wettbewerbswidrig wirken. Hierzu gehören:

- Gesundheit gilt als meritorisches und kollektives Gut, vergleichbar Luft und Wasser, auf welches nicht verzichtet werden kann;
- fehlende Möglichkeit, Art, Zeitpunkt und Umfang der in Anspruch zu nehmenden Leistungen selbst zu bestimmen (fehlende Konsumentensouveränität);
- asymmetrische Beziehung von Arzt und Patient;
- Spezifizierung der Leistung durch den Anbieter (Arzt);
- begrenzte Beurteilbarkeit der Leistung durch Patienten;
- fehlende Preiselastizität der Leistung.

Deppe gibt im Weiteren zu bedenken,

- Wettbewerb werde sich immer um rentable Patienten bemühen;
- der Druck zur Kostensenkung beinhalte Impulse zur Qualitätsminderung;
- deshalb sei bzgl. Qualität hoher und kostenintensiver bürokratischer Kontrollaufwand erforderlich;
- präventive Gesundheitsleistungen mit Benefit in der weiteren Zukunft würden im Wettbewerb tendenziell kurzfristig keine Gewinne bringen und daher potenziell vernachlässigt, was aber langfristig Kosten treibe;
- das Arzt-Patienten-Verhältnis werde sich substanziell verändern.

Von anderer Seite wird betont (Gesundheitspolitischer Informationsdienst, 2009), dass Versicherte zwar Kassen frei wählen könnten, der Vertragsgegenstand jedoch ebenso wie die Preise gesetzlich vorgegeben seien. Politiker würden sich mit der undifferenzierten Forderung nach mehr Wettbewerb der Verantwortung entziehen, für wirtschaftlich erforderliche Maßnahmen durch eigenes regulierendes Verhalten einstehen zu müssen.

Kumpmann (2008) fokussiert, ganz im Sinne der vorgenannten Wettbewerbsanalyse dieser Arbeit, die drei Märkte Versicherungs-, Behandlungs- und Leistungsmarkt. Er arbeitet theoretisch aus, dass diese drei Märkte zu widersprüchlichen Markteffekten durch Wettbewerb führen können. Während der

Versicherungs- und der Leistungsmarkt v.a. kostendämpfende Wirkung hätten, wirke der Behandlungsmarkt gezielt qualitätssteigernd. Selektive Verträge bis zu Managed-Care-Konzepten beinhalteten die Bindung von Patienten an vertragseingeschriebene Behandler, sodass die freie Behandlerwahl eingeschränkt und der hieraus entstehende Qualitätseffekt vermindert sei. Er untersucht auch empirische Daten hierzu und kommt zu dem Schluss, dass Managed-Care-Konzepte keine grundlegend schlechtere Qualität böten, mutmaßlich wegen der optimierten Kooperation an Sektorschnittstellen (Integration). Allerdings gebe es empirische Hinweise, „dass bei eingeschränkter Arztwahl die medizinische Qualität bei Problemgruppen, wie Geringverdienern, alten und chronisch kranken Menschen, schlechter ausfällt" (Kumpmann, 2008, S. 21).

Kühn (2004) betont, dass unter Gesichtspunkten von Industrialisierung, Verbetrieblichung und Integration der Gewinnimpuls institutionalisiert werde. In der Medizin führe dies zu einer Abtrennung der persönlichen ärztlichen Verantwortung vom Behandler und einer Zuweisung der Verantwortung zum Unternehmen. Er sieht die „brutale Realität des Krankseins" als emotionales Ereignis (S. 9) hier ausgeblendet und bewertet die Idee vom Patienten als Kunden folgendermaßen:

> *„Wer ist nach allgemeinem Verständnis ein Kunde? Er hat die Wahl, kann abwägen, kann gehen, wenn es ihm nicht gefällt und er kann warten auf das günstigere Angebot. Was hingegen ist ein Kranker? Er ist in Not, braucht Hilfe, hat oft keine Wahl, kann oft weder wägen noch warten." (Kühn, 2004, S. 9)*

Außerdem verbreite die Steuerung des Gesundheitswesens mittels finanzieller Anreize implizit den Imperativ „Du sollst dein Handeln an finanziellen Gewinnchancen orientieren!" Kultur und Selbstverständnis der Medizin würden sich entsprechend verändern. Leidner (2009) konkretisiert dies dahingehend, dass z. B. Ärzte in Krankenhäusern dauerhaft in Interessenkonflikte kommen: einerseits die bestmögliche Behandlung der Patienten zu gewährleisten, andererseits den Gewinninteressen des Arbeitgebers zu genügen. Er verweist auf den in vielen Kulturen üblichen Ansatz, die Erbringer meritorischer Güter unabhängig von Einzelleistungen zu alimentieren, um deren Loyalität zum Patienten außer Frage zu stellen (ähnlich: Agency-Ansatz, vgl. Lauterbach; Stock;

Brunner 2009, S. 48). Er illustriert dies mit einem Plakattext aus einer südafrikanischen Klinik:

> *„For Your Peace of Mind: No doctor working in this hospital has any direct financial interest in the hospital." (Leidner, 2009, S. 1457)*

Ebenso sieht er in immer stärkerem Kostendruck das Erfordernis, ausgerechnet im Personalbereich sparen zu müssen und damit die helfenden Berufe verstärkt in Burn-out-Prozesse zu treiben, bzw. die helfenden Professionen auf dem Arbeitsmarkt unattraktiv zu machen.

Bergdolt (2007) argumentiert aus medizinethischer Perspektive, dass Wettbewerb im Gesundheitswesen nicht frei sein dürfe, wo er zu einer Gefährdung oder Benachteiligung bestimmter Gruppen führe. Er pointiert dies wörtlich so:

> *„Ziel aller Reformen ist folgender Idealzustand: Der Patient wird und soll als Kunde im künftigen Wettbewerbsgeschäft autonom und souverän selbst entscheiden! Da kann man (auf den ersten Blick) doch nichts dagegen haben! Auf den zweiten Blick freilich fröstelt man, haben wir doch einen hilflosen, älteren, multimorbiden, vielleicht moribunden Patienten vor Augen, der, wenn er nicht schon resigniert hat, verzweifelt nach Hilfe, Zuspruch, Tröstung und Heilung lechzt und mit der Einladung zum Wettbewerb wenig anfangen kann." (Bergdolt, 2007, S. 28)*

Dies könne „ […] leicht einen Rückschritt ins 19. Jahrhundert bedeuten" (Bergdolt, 2007, S. 31).

Krones, Rosch, Steinau et al. (2007) berichten über Sorgen aus der Patientenperspektive. Sie führten eine Untersuchung mittels standardisierter Interviews bei Patienten des Universitätsklinikums Aachen durch. 68 % der befragten Stichprobe (524 Patienten, Rücklaufquote 46 %) rechneten demnach für sich nicht mit positiven Folgen aus verstärktem Wettbewerb, viele erwarteten für sich dagegen konkrete Nachteile in den Bereichen „medizinische Versorgung" (47 %), „Zuzahlung" (67 %), „Arztkontakte" (42 %) und „Wartezeiten" (54 %). Die Autoren fassen zusammen:

> *„Insgesamt stehen damit die Patienten – im Gegensatz zu den Fachleuten – den dringend notwendigen wirtschaftlich orientierten Reformen im deutschen Gesundheitswesen weiterhin skeptisch bis ablehnend gegenüber." (Krones; Rosch; Steinau et al., 2007, S. 222)*

Kritik am Wettbewerb im Gesundheitswesen wird also zusammenfassend in folgenden Punkten geäußert:

- fehlende Voraussetzungen für effizienten Wettbewerb aus wirtschaftstheoretischer Sicht
- konfligierende Wettbewerbseffekte in Versicherungs- und Leistungsmarkt einerseits sowie Behandlungsmarkt andererseits
- Benachteiligung von Personengruppen, die wirtschaftlich „schlechte Risiken" darstellen
- befürchtete Qualitätsminderung respektive hohe kompensatorische Kosten einer Kontrollbürokratie
- Bedenken gegen grundlegende Veränderungen der Arzt-Patient-Beziehung
- Sorge um ethische Konflikte bei Behandlern und um Prozesse der Verantwortungsverschiebung
- negative Folgen für professionelle Helferberufe und deren Attraktivität
- skeptisch-ablehnende Haltung der Betroffenen

Eingangs wurde in Kapitel 2.2.1 Bezug auf Woll (2003) genommen, der Ausnahmebereiche der Wirtschaft für meritorische Güter ablehnt, da es keinen Beweis dafür gebe, dass Marktwirtschaft hier versage. Dies sei lediglich eine unbewiesene Behauptung a priori. Dem halten Lauterbach, Stock und Brunner (2009, S. 45 f) entgegen, eine Marktüberlegenheit im Gesundheitswesen sei auch nur eine theoretische Konstruktion und empirisch ebenfalls nicht gefestigt, da kein Land der Erde ein vollständig wettbewerbliches System im Gesundheitswesen errichtet habe. Daher mahnen die Autoren bei Übertragung marktwirtschaftlicher Prinzipien auf das Gesundheitswesen zur Vorsicht.

Mit Deppe (1997, S. 32) kann resümiert werden:

> *„Selbst wenn Gesundheitspolitik und Krankenversorgung immer auch von ökonomischen Determinanten geprägt werden, gilt es dabei doch genau darauf zu achten, wo die ökonomischen Grenzen anzusetzen sind und wo ethische bzw. politische Fragen gesellschaftsbestimmend werden."*

3 Die innovativen Versorgungsformen

In diesem Kapitel wird zunächst eine Übersicht über innovative Versorgungsformen im Rahmen des SGB V gegeben und danach selegiert werden, welche Versorgungsformen als für diese Arbeit relevant einzustufen sind. Es folgt ein Überblick der bisher praktizierten Nutzung dieser Vertragsmöglichkeiten im Rahmen der gesetzlichen Krankenversicherung. Daran schließt sich die Vorstellung exemplarischer Verträge mit Beteiligung von Psychotherapeuten an.

3.1 Übersicht: Innovative Versorgungsformen im SGB V

Zu den innovativen Versorgungsformen im SGB V können gezählt werden:

- Modellvorhaben nach §§ 63–65 SGB V
- Strukturverträge nach § 73 a SGB V
- Hausarztverträge nach § 73 b SGB V
- besondere ambulante ärztliche Versorgung nach § 73 c SGB V
- Integrierte Versorgung nach §§ 140 a–d SGB V

Braun, Schumann und Güssow (2009) rechnen auch die medizinischen Versorgungszentren (MVZ) nach § 95 a SGB V hinzu. Unter dem Fokus dieser Arbeit definieren die gesetzlichen Regelungen zu MVZ jedoch eher eine Organisationsform von Leistungserbringern, die dann in den Vertragswettbewerb einsteigen können. Eine neue Vertragsmöglichkeit mit den Krankenkassen zum Wettbewerb im Leistungsmarkt, wie in Kapitel 2.2.4 herausgearbeitet, wird hierdurch nicht eröffnet. Ebenfalls nicht berücksichtigt werden neue Steuerungsmechanismen (Versorgungsmanagement nach § 11 Abs. 4 SGB V, Wahltarife nach § 53 SGB V), Regelungen für das Schnittstellenmanagement (§§ 115, 115 a, 115 b, 116 b SGB V), Rahmenverträge über die Arzneimittelversorgung (§ 129 Abs. 5 b SGB V), strukturierte Behandlungsprogramme bei chronischen Krankheiten (§ 137 SGB V) und die Integrierte Versorgung im Rahmen der Pflegeversicherung (§ 92 b SGB XI i. V. m. § 140 b SGB V). Das würde den Rahmen dieser Arbeit sprengen.

3.1.1 Modellvorhaben nach §§ 63–65 SGB V

Modellvorhaben können grundsätzlich nach § 63 SGB V von den Krankenkassen durchgeführt oder mit Leistungserbringern oder Kassenärztlichen Vereinigungen vereinbart werden. Sie dienen der Verbesserung der Qualität und der Wirtschaftlichkeit der Versorgung (hier auch der Vermeidung unkoordinierter Mehrfachinanspruchnahmen), dabei können Verfahrens-, Organisations-, Finanzierungs- und Vergütungsformen weiterentwickelt werden (Strukturmodelle). Modellvorhaben können sich ausdrücklich auch auf Leistungen zur Verhütung, Früherkennung und Krankenbehandlung beziehen, die bisher nicht Leistungen der Krankenversicherung sind (Leistungsmodelle). Allerdings besteht ein Verbotsvorbehalt, der Gemeinsame Bundesausschuss (GBA) darf sich gegenüber den Leistungen des Modellvorhabens nicht ablehnend geäußert haben (vgl. § 92 Abs. 1 Satz 2 Nr. 5 SGB V). Die Dauer ist im Regelfall auf acht Jahre befristet. Nach § 64 SGB V können Vertragspartner der Krankenkassen für Modellvorhaben nur kassenzugelassene Leistungserbringer und ihre Gemeinschaften sein, für ärztliche Behandlung nur Vertragsärzte, Gemeinschaften von Vertragsärzten und die Kassenärztlichen Vereinigungen. Honorare von Leistungen außerhalb der Gesamtvergütung müssen zu einer Verringerung der Gesamtvergütung führen (Bereinigung). Modellvorhaben sind wissenschaftlich zu begleiten und auszuwerten, es ist ein Bericht über die Ergebnisse durch unabhängige Sachverständige zu veröffentlichen (§ 65 SGB V). Psychotherapeuten können als Facharztgruppe in Praxisnetzen an Modellvorhaben teilnehmen.

3.1.2 Strukturverträge nach § 73 a SGB V

In Strukturverträgen können Krankenkassen und Kassenärztliche Vereinigungen seit dem 1. GKV-Neuordnungsgesetz (1. NOG) 1997 vereinbaren, die Verantwortung für die Qualität und Wirtschaftlichkeit ärztlich verordneter und veranlasster Leistungen insgesamt oder in Teilbereichen an Vertragsärzte und ihre Verbünde (Praxisnetze) zu übergeben. In diesem Rahmen kann z. B. dem Praxisnetz ein Budget für ärztliche Leistungen, ggf. auch für ärztlich veranlasste Ausgaben für Arznei-, Verband- und Heilmittel übergeben werden, welches Teil der Gesamtvergütung bleibt, aber den teilnehmenden Ärzten vorbehalten ist. Hierbei handelt es sich zunächst um unbefristete regionale Kooperationen von Vertragsärzten, bei denen die Teilnahme von Vertragsärzten freiwillig möglich ist. Innovativ ist hier die Verzahnung ambulanter Leistungen mit dem Ziel der Verbesserung von Qualität und Effizienz, sozusagen ein „Vorläufer der integrierten Versorgung“ (vgl. Braun; Schumann; Güssow,

2009, S. 7), welche diese Verzahnung über die Sektorgrenzen ambulant/stationär hinaus ermöglichen soll. Strukturverträge müssen anders als Modellvorhaben nicht wissenschaftlich begleitet und ausgewertet werden. Auch hier gilt: Psychotherapeuten können als Facharztgruppe in Praxisnetzen an Strukturverträgen teilnehmen.

3.1.3 Hausarztverträge nach § 73 b SGB V

Mit dem GKV-WSG war 2007 den Krankenkassen verpflichtend auferlegt worden, eine hausarztzentrierte Versorgung flächendeckend für ihre Versicherten anzubieten, für welche die Teilnahme allerdings freiwillig ist. Das GKV-OrgWG terminierte die Erfüllung dieser Pflicht auf den 30.06.2009. Diese „Hausarztverträge" sollen besondere Anforderungen an die teilnehmenden Ärzte als Vertragspartner beinhalten, die über den Kollektivvertrag hinausgehen bzgl. der Qualitätssicherung der Arzneimitteltherapie, der Orientierung an evidenzbasierten Leitlinien, einer Fokussierung der Fortbildungspflicht der teilnehmenden Ärzte auf typisch hausärztliche Behandlungsprobleme sowie eines spezifischen, einrichtungsinternen Qualitätsmanagements. Teilnahmefähig sind lediglich Vertragsärzte, ihre Gemeinschaften, Einrichtungen mit Vertragsärzten und die Kassenärztlichen Vereinigungen. Neben den weiteren Vertragsbedingungen ist eine Vergütungsregelung zu treffen sowie eine rationale Regelung über eine Bereinigung der Gesamtvergütung. Mithilfe von Bereinigungseffekten und Mitteln aus Effizienzeinsparungen des Vertrags können die Krankenkassen den Vertrag gestalten. Sie übernehmen damit aber auch den Sicherstellungsanspruch von den Kassenärztlichen Vereinigungen. Unter gewissen Umständen ist der Versorgungsauftrag öffentlich unter Angabe objektiver Kriterien auszuschreiben. Eine wissenschaftliche Begleitung und Auswertung ist nicht vorgeschrieben. Psychotherapeuten können an diesen Verträgen nicht teilnehmen.

Lieschke (2009) nennt als gesetzgeberische Motivation zur Implementierung dieser Vertragsform im SGB V die Hoffnung auf eine optimale Ressourcenallokation durch Wettbewerb. Er verweist allerdings auch darauf, dass Krankenkassen bei der Formulierung der Vertragsbedingungen für die Vergütungsregelung u.U. Pauschalen bevorzugen werden, z. B. Einschreibepauschalen, Steuerungspauschalen, leistungsbezogene Pauschalen, und weist darauf hin, dass auf diesem Weg das Morbiditätsrisiko von den Krankenkassen auf die teilnehmenden Ärzte rückübertragen würde. Lieschke vermutet, dass besonders Krankenkassen mit negativen Einnahmen-Ausgaben-Verhältnissen, die durch das GKV-OrgWG nach § 171 b SGB V ab 2010 insolvenzfähig werden, auf diesem Weg den Kostendruck dämpfen, statt in hochwertige Vertrags- und Versorgungskonzepte zu investieren. Letzteres bliebe wohl Krankenkassen mit positiven Einnahmen-Ausgaben-Verhältnissen vorbehalten. Im Wettbewerb der Krankenkassen um Versicherte (Versicherungsmarkt) und um Leistungserbringer als Vertragspartner (Leistungsmarkt) könnte hier ein Wettbewerbsmechanismus angenommen werden.

3.1.4 Besondere ambulante ärztliche Versorgung nach § 73 c SGB V

Wie innerhalb der Hausarztverträge kommt es auch bei Verträgen nach § 73 c SGB V zu einer Übernahme des Sicherstellungsauftrages durch die Krankenkassen für die im Vertrag versorgten Bereiche. Diese Bereiche können sowohl die gesamte ambulante ärztliche Behandlung als auch einzelne Bereiche umfassen. Wesentliche Unterschiede liegen darin, dass nicht vorab besondere, über die Anforderungen des Kollektivvertrags hinausgehende Anforderungen an die teilnehmenden Ärzte gesetzlich formuliert werden und zudem die Krankenkassen zum Abschluss solcher Verträge nicht verpflichtet sind. Auch hier können nur Vertragsärzte, ihre Gemeinschaften, Einrichtungen mit Vertragsärzten und die Kassenärztlichen Vereinigungen Vertragspartner der Krankenkassen sein. Bei der besonderen ambulanten ärztlichen Versorgung besteht eine Ausschreibungspflicht des Versorgungsauftrags, ebenfalls mit objektiven Kriterien für die Vertragsvergabe. Inhaltlich besteht, wie bei den Modellvorhaben, ein Verbotsvorbehalt durch den Gemeinsamen Bundesausschuss seitens der anzubietenden Leistungen. Die Gesamtvergütung ist entsprechend der gesetzlichen Vorgaben zu bereinigen. Wie Struktur- und Hausarztverträge ist auch diese Versorgungsform nicht sektorenübergreifend und muss nicht wissenschaftlich begleitet und ausgewertet werden.

Lieschke (2009) sieht die Funktion dieser Verträge besonders in der Besetzung von Nischen der Versorgung, die je nach Krankenkasse von deren spezifischer Versichertenstruktur abhängig sein können. Zwar könnte dies auch für psychische Erkrankungen gelten, doch wurde in Kapitel 1 schon dargelegt, dass die Versorgungsprobleme mit Psychotherapie bei psychischen Erkrankungen als kassenübergreifend gelten können. Jedenfalls haben die Krankenkassen hier eine besondere steuernde Wirkung, da mögliche Vertragspartner keinen Anspruch auf einen Vertragsabschluss geltend machen können. Psychotherapeuten sind für verschiedene Bereiche mögliche Vertragspartner (psychische Erkrankungen, aber auch akute und chronische körperliche Erkrankungen mit wesentlicher Verhaltensbeteiligung, z. B. Compliance-Problemen). Wie bei den Hausarztverträgen besteht auch hier entsprechend die Möglichkeit, das Morbiditätsrisiko über Honorarpauschalen auf die Vertragsbehandler rückübertragen zu lassen.

3.1.5 Integrierte Versorgung nach §§ 140 a–d SGB V

Die Integrierte Versorgung (IV) ermöglicht den Krankenkassen den Abschluss von Verträgen mit sektorenübergreifender oder interdisziplinär-fachübergreifender Wirkung. Solche Verträge sollen eine flächendeckende Versorgung ermöglichen. Vertragspartner können neben den Vertragsbehandlern und ihren Gemeinschaften Träger von Krankenhäusern und stationären Vorsorge- und Rehabilitationseinrichtungen sein, ebenso Medizinische Versorgungszentren und Träger von Einrichtungen, die eine Integrierte Versorgung durch zugelassene Behandler anbieten sowie Pflegekassen und Pflegeeinrichtungen. Die vereinbarte Versorgung muss qualitätsgesichert, wirksam, ausreichend, zweckmäßig und wirtschaftlich gewährleistet werden. Medizinische Erkenntnisse und medizinischer Fortschritt müssen in der Versorgung abgebildet werden. Die Koordination über Sektoren oder Fächer muss sichergestellt und eine Dokumentation muss übergreifend verfügbar gemacht werden. Der Vertragsgegenstand unterliegt einem Verbotsvorbehalt, ebenso wie die vorher geschilderten Versorgungsformen. Darüber hinaus werden den Vertragspartnern weitere Freiheiten eingeräumt, z. B. dürfen vertragliche Vereinbarungen von Gesetzen abweichende Regelungen beinhalten. Vergütungen sind Vertragssache und können die Übergabe von Budgetverantwortung beinhalten, müssen aber Anzahl und Morbiditätsstruktur der eingeschriebenen Versicherten berücksichtigen. Die Gesamtvergütung ist unter den gleichen Kriterien zu bereinigen. Für die Integrierte Versorgung wird initial von 2004 bis 2008 eine Anschubfinanzierung zur Verfügung gestellt. Eine Registrierungsstelle (angesiedelt bei der Bundesgeschäftsstelle Qualitätssicherung gGmbH, http://www.bqs-register140d.de) veröffentlicht einmal jährlich einen Bericht zur Entwicklung der Integrierten Versorgung.

3.2 Ausgewählte innovative Versorgungsformen für Psychotherapeuten

In diesem Kapitel werden innovative Versorgungsformen für Psychotherapeuten vorgestellt. Im Fokus stehen die besondere ambulante ärztliche Versorgung und die Integrierte Versorgung.

3.2.1 Auswahlkriterien und Auswahl

Als zentrale Auswahlkriterien bzgl. der Eignung von Versorgungsformen für Psychotherapeuten i. S. dieser Arbeit sollen gelten:

- Psychotherapeuten können teilnehmen,
- Psychotherapeuten können als Vertragspartner Vertragsinhalte (mit) planen und (mit)steuern,
- die Versorgungsformen sind versorgungsrelevant und haben daher im Leistungsmarkt wettbewerbsfördernden Charakter.

Die Teilnahme an Hausarztverträgen ist Psychotherapeuten verwehrt. Diese Versorgungsform ist entsprechend grundsätzlich ungeeignet. An Strukturverträgen können Psychotherapeuten prinzipiell teilnehmen, doch sind diese Verträge von Krankenkassen mit Kassenärztlichen Vereinigungen zu schließen, Psychotherapeuten können nicht direkt Vertragspartner sein. Wettbewerbliche Innovationen von und mit Psychotherapeuten (mutmaßlich zu Lasten anderer Leistungserbringer, die ebenfalls durch die Kassenärztlichen Vereinigungen vertreten werden) sind daher berufspolitisch unwahrscheinlich, mindestens jedoch nicht verlässlich durch Psychotherapeuten plan- und steuerbar. Strukturverträge werden daher ebenfalls als ungeeignet eingeordnet. Modellvorhaben sind zwar in hohem Masse innovativ, jedoch per definitionem nicht versorgungsrelevant. Zwar können über Modellvorhaben herausgearbeitete Innovationen bei Erfolg und anschließender Implementierung über andere Vertragsformen einen Wettbewerb auslösen (ein erfolgreiches Modellvorhaben wird z. B. im Rahmen der Integrierten Versorgung umgesetzt), doch ist ein Wettbewerb zwischen Modellvorhaben wenig sinnvoll. Gleiche oder vergleichbare Modellvorhaben parallel mit unterschiedlichen

Leistungserbringern laufen zu lassen, wäre angesichts der noch unklaren Effekte nicht sinnvoll, risikobehaftet und teuer. Letzteres auch unter dem Gesichtspunkt der zwingend vorgeschriebenen wissenschaftlichen Begleitung, Auswertung und externen Berichterstattung.

Schließlich erfüllen die **besondere ambulante ärztliche Versorgung** und die **Integrierte Versorgung** die genannten Kriterien i. S. der Fragestellung dieser Arbeit. Die beiden Versorgungsformen könnten Chancen im Leistungsmarkt für Psychotherapeuten eröffnen und werden im Folgenden bzgl. der bisherigen Nutzung im deutschen Gesundheitswesen analysiert.

3.2.2 Integrierte Versorgung im deutschen Gesundheitswesen

In § 140 d Abs. 5 SGB V wurde vom Gesetzgeber festgelegt, dass die Kassenärztliche Bundesvereinigung, die Deutsche Krankenhausgesellschaft und der Spitzenverband Bund der Krankenkassen eine gemeinsame Registrierungsstelle bilden, bei welcher abgeschlossene Verträge zur Integrierten Versorgung durch die Krankenkassen zu melden sind. Die Registrierungsstelle berichtet regelmäßig über die Entwicklung der Integrierten Versorgung, hier sollen auch Inhalt und Umfang der Verträge berichtet werden. Hauptziel der Berichterstattung war allerdings ursprünglich die Ermittlung von Finanzvolumina und Verrechnung mit der Anschubfinanzierung. Die gesetzlich benannten Verbände haben die Registrierungsstelle bei der Bundesgeschäftsstelle Qualitätssicherung gGmbH angesiedelt (http://www.bqs-register140d.de/). Für die Erfassung der relevanten Daten wurde ein einheitlicher Meldebogen konsentiert, der ab 01.04.2007 mit Gültigkeit des GKV-WSG modifiziert wurde. Die zu meldenden Informationen können der nachfolgenden Abbildung 3.1 entnommen werden. Für diese Arbeit wird die Auswertung des Berichts (Grothaus, 2009) auf die Anzahl der Verträge, die geschätzte Versichertenzahl und das geschätzte Vergütungsvolumen beschränkt. Für Verträge ab dem 01.04.2007 soll zudem der Vertragsgegenstand in Form von Hauptdiagnosegruppen analysiert werden, um hier die spezifische Nutzung der Integrierten Versorgung im Kompetenzbereich von Psychotherapeuten einzuschätzen.

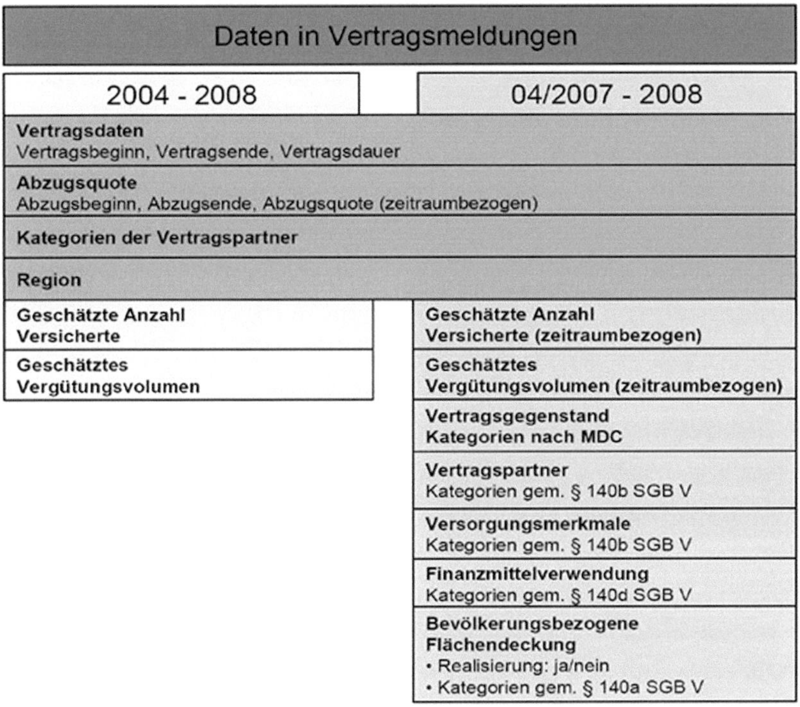
Daten in Vertragsmeldungen
2004 - 2008
04/2007 - 2008
Vertragsdaten
Vertragsbeginn, Vertragsende, Vertragsdauer
Abzugsquote
Abzugsbeginn, Abzugsende, Abzugsquote (zeitraumbezogen)
Kategorien der Vertragspartner
Region
Geschätzte Anzahl Versicherte
Geschätztes Vergütungsvolumen
Geschätzte Anzahl Versicherte (zeitraumbezogen)
Geschätztes Vergütungsvolumen (zeitraumbezogen)
Vertragsgegenstand
Kategorien nach MDC
Vertragspartner
Kategorien gem. § 140b SGB V
Versorgungsmerkmale
Kategorien gem. § 140b SGB V
Finanzmittelverwendung
Kategorien gem. § 140d SGB V
Bevölkerungsbezogene Flächendeckung
• Realisierung: ja/nein
• Kategorien gem. § 140a SGB V

Abb. 3.1: Daten in Vertragsmeldungen der Registrierungsstelle für Verträge der Integrierten Versorgung, differenziert nach Zeiträumen, linke Spalte bis zum 31.03.2007, rechte Spalte ab dem 01.04.2007 (Grothaus, 2009, S. 54)

Die berichteten Daten können im Vergleich mit Berichten zu späterem Datenbankstand (hier: 19.10.2009) noch etwas variieren, da die Verträge quartalsweise gemeldet werden und auch nachgemeldet werden können. Die Daten für das jeweils letzte Quartal/Jahr können also noch von der Registrierungsstelle aufgrund solcher Nachmeldungen korrigiert werden.

Im Zeitraum 2004 bis 2008 wurden insgesamt 7.491 Verträge zur Integrierten Versorgung gemeldet. Davon waren 5.436 Verträge unbefristet (73 %) und 1.084 Verträge mit einem Ende vor dem 31.12.2008 datiert. Entsprechend beinhaltet das Register aktuell die Differenz von 6.407 Verträgen. Im Mittel wurden pro Jahr ca. 1.500 neue Verträge gemeldet. Allerdings sank die Anzahl neu gemeldeter Verträge in 2008 auf 756 Verträge, was dem Auslaufen der Anschubfinanzierung zuzurechnen ist. Die teilnehmenden Versicherten werden 2008 auf 4,036 Millionen geschätzt, das Vergütungsvolumen auf 811 Millionen Euro. 32 Verträge mit hohen Versichertenzahlen (> 10.000) umfassen 93 % der teilnehmenden Versicherten, allerdings fließt denselben Verträgen lediglich ein Anteil von 17 % des Vergütungsvolumens zu, die durchschnittliche Vergütung pro Versicherten beträgt 110 Euro. Entsprechend müssen Verträge mit eher kleiner Versichertenzahl wesentlich höhere Vergütungen pro Versichertem beinhalten, dies spricht für Verträge in Nischen mit besonders hohen Kosten. Es wäre zumindest schlüssig, dass Krankenkassen genau an solchen integrierten Verträgen interessiert sind, um hier vergleichsweise hohe Einsparungen zu realisieren (besonders bezogen auf Krankheiten, die durch den morbiditätsorientierten Risikostrukturausgleich besonders berücksichtigt werden). Die Verteilung der Verträge ist über die Bundesländer weit streuend. Bspw. wurden in Bayern Verträge mit vielen teilnehmenden Versicherten abgeschlossen, die aber ein relativ geringes Vergütungsvolumen umfassen. In Hessen hingegen wurden Verträge mit eher wenigen teilnehmenden Versicherten geschlossen, die jedoch hohe Vergütungsvolumina beinhalten. Die Art der Nutzung dieser Vertragsform ist scheinbar regional sehr unterschiedlich.

Die Auswertung von Verträgen zur Integrierten Versorgung ab dem 01.04.2007, also dem GKV-WSG und dem angepassten Meldebogen, berichtet für 2007 756 neue Verträge und für 2008 713 neue Verträge. Für diese Verträge (ab 01.04.2007 geschlossen und mit Gültigkeit bis mindestens 31.12.2008) können entsprechend zusätzlich die Vertragsgegenstände nach Hauptdiagnosegruppen analysiert werden. In 1.424 Verträgen sind ca. 205.000 Versicherte eingeschrieben, das Vergütungsvolumen beträgt etwa 95 Millionen Euro. Die Hauptdiagnosegruppe mit den meisten Verträgen ist die Gruppe der Erkrankungen von Muskeln, Skelett u. Bindegewebe (20 % der Verträge, 34.843 Versicherte, ca. 35 Millionen Euro Vergütungsvolumen). Es folgen die Erkrankungen des Kreislaufsystems mit 8 % der Verträge, 55.264 Versicherten und ca. 15 Millionen Euro Vergütungsvolumen. Für psychische Erkrankungen an dritter Stelle wurden 80 integrierte Versorgungsverträge in diesem Zeitraum gemeldet (6 %), es nahmen 1.837 Versicherte teil, das Vergütungsvolumen betrug etwa 4,5 Millionen Euro. Die anderen Diagnosegruppen umfassen weniger als 5 % der Vertragsmengen. Mengenmäßig größte Gruppe sind die Verträge zur palliativmedizinischen Versorgung, die aber mehreren

Indikationsbereichen zuzuordnen sind und über die Hauptdiagnosegruppen daher nicht erfasst werden. Sie umfassen 26 % der Verträge mit 2.322 Versicherten und ca. 2 Millionen Euro Vergütungsvolumen. Ein Vergleich dieser vier häufigsten Vertragsgegenstände wird in Tabelle 3.1 vorgenommen.

Tabelle 3.1: Vergleich der vier häufigsten Vertragsgegenstände nach Anzahl, Versichertenzahl und Vergütungsvolumen sowie Bezugsetzung von Vergütungsvolumina und Versichertenzahl (nach Grothaus, 2009)

	Anzahl Verträge (%)	Teilnehmende Versicherte	Vergütungsvolumen in Mio. Euro	Relation Vergütung / Versicherte
Palliativversorgung	370 (26)	2.322	2,065	889,320
Erkrankungen von Muskeln, Skelett und Bindegewebe	289 (20)	34.843	35,340	1014,26
Erkrankungen des Kreislaufsystems	116 (8)	55.264	14,517	262,69
Psychische Erkrankungen	80 (6)	1.837	4,581	2493,74
Graue Hervorhebung: psychische Erkrankungen verursachen relativ die höchsten Kosten				

Während die ersten drei Spalten die Daten zusammenführen, zeigt der in der letzten Spalte gebildete Quotient von Vergütungsvolumen und teilnehmenden Versicherten, dass – bezogen auf die Kosten pro Versicherten – die Behandlung psychischer Erkrankungen die relativ größten Kosten verursacht. Damit wird noch mal, ergänzend zu Kapitel 1.2.2, die wirtschaftliche Bedeutung psychischer Erkrankungen (und damit die Bedeutung psychotherapeutischer Behandlungen) unterstrichen. Dies findet sich auch im Verlauf der Vertragsabschlüsse wieder, wenn man die Jahre 2007 und 2008 differenziert. Die Anzahl der diesbezüglichen Verträge stieg von 34 (4 %) in 2007 auf 47 (7 %) in 2008. Das entsprach einer Erhöhung der Vertragszahl um ca. 38 %. Das Vergütungsvolumen erhöhte sich um ca. 71,4 % (1.685.000 € → 2.888.000 €) und die Anzahl teilnehmender Versicherter stieg um ca. 85,4 % (644 → 1194).

3.2.3 Besondere ambulante ärztliche Versorgung im deutschen Gesundheitswesen

Bei den Verträgen zur besonderen ambulanten ärztlichen Versorgung liegt der Fokus primär auf der fachärztlichen Ebene. Bis Ende 2007 waren nach Lieschke (2009) von 70 abgeschlossenen Verträgen v.a. die Indikationsbereiche Hautkrebsvorsorge, Kataraktoperationen, Homöopathie, akuter Hörsturz, HIV, Diabetes, Brustkrebs und Onkologie ausgewählt worden. Mit Auslaufen der Anschubfinanzierung in der Integrierten Versorgung hält Lieschke (2009), Leiter des Dezernats 4 (Verträge und Verordnungsmanagement) bei der KBV, eine Zunahme von Verträgen der besonderen ambulanten ärztlichen Versorgung nach § 73 c SGB V für erwartbar. Für diese existiert allerdings keinerlei zentrale Datenerfassung. Weder ist dies gesetzlich gefordert, noch scheinen die Vertragspartner daran ein einheitliches Interesse zu haben, obwohl eine Bereinigung teilweise (nämlich bei Übergabe eines Versorgungsauftrags in den Vertrag und Erbringung von Leistungen des Kollektivvertrags) ebenfalls zu erfolgen hat (die allerdings nicht mit einer Anschubfinanzierung zu verrechnen ist). Bei der Recherche für diese Arbeit waren insbesondere die Krankenkassen nicht bereit, Informationen über Verträge an den Autor herauszugeben. Dies wurde i. d. R. mit einem vermuteten Interesse der jeweiligen Vertragspartner begründet, die Vertragsinhalte nicht offenzulegen. Eher große Vertragspartner, die Verträge im Namen ihrer Mitglieder abschließen und damit auch Öffentlichkeitsarbeit betreiben, z. B. die Kassenärztliche Bundesvereinigung, die regionalen Kassenärztlichen Vereinigungen und Berufsverbände (z. B. Deutsche Psychotherapeutenvereinigung) bzw. Ärzteverbünde (z. B. MEDI Verbund), sind hingegen mit ihren Verträgen transparenter. Die meisten Verträge finden sich offen zugänglich auf den Internetseiten der betreffenden Institutionen. Mangels zentraler Statistik werden im Folgenden exemplarisch die öffentlich zugänglichen Daten der Kassenärztlichen Bundesvereinigung (KBV) sowie der Kassenärztlichen Vereinigung Westfalen-Lippe (KVWL) analysiert.

Die KBV hat mit 15 Kassenärztlichen Vereinigungen die Arbeitsgemeinschaft (AG) Vertragskoordinierung gegründet, welche Verträge nach §§ 73 b, 73 c und 53 (Wahltarife) SGB V vereinbaren soll. Die Teilnahme an solchen Verträgen steht allen entsprechend qualifizierten Vertragsärzten und Vertragspsychotherapeuten offen, die AG Vertragskoordinierung erbringt also Serviceleistungen der Kassenärztlichen Vereinigungen für ihre Mitglieder (vgl. KBV 2010e). Diese Verträge sind im Internet insoweit öffentlich zugänglich, als wesentliche Vertragsinhalte publiziert werden (Versorgungslage, Versorgungsziel, Versorgungsauftrag, Teilnahmevoraussetzungen für Ärzte, Strukturanforderungen, Patientenorientierung, Evaluation, Vergütung). Es werden jedoch keine Gesamtstatistiken veröffentlicht, wie die Registrierungsstelle dies für integrierte Versorgungsverträge leistet. Damit fehlen Informationen über die Anzahl teilnehmender Versicherter und über Vergütungsvolumina. Insgesamt werden von der AG Vertragskoordinierung der KBV 6 Verträge nach § 73 c SGB V berichtet (vgl. KBV 2010b). Es handelt sich bei allen Verträgen um sogenannte „Add-on“-Verträge, die eine Vergütung zusätzlich zur erwartbaren Vergütung im Rahmen des Kollektivvertrags beinhalten. Dies sind (Anzahl in Klammern):

- Vertrag zur homöopathischen Versorgung (1)
- Vertrag zur Förderung eines konsequenten Infektionsscreenings in der Schwangerschaft K.I.S.S. (1)
- Vertrag für Früherkennungsuntersuchungen in der Kinder- und Jugendmedizin (4)

Darüber hinaus ist bei der KBV die sogenannte „Vertragswerkstatt“ angesiedelt, die laut KBV-Homepage „besondere Lösungen für besondere Probleme“ finden soll (vgl. KBV 2010c). Neben dem K.I.S.S-Vertrag entstammen dieser Quelle noch ein Vertrag zur Behandlung von ADHS/ADS und ein (nicht als Vertrag umgesetztes) Versorgungskonzept für HIV/AIDS. Im Weiteren sind in der Vertragswerkstatt einige Versorgungskonzepte in Vorbereitung, die noch in Verträge umgesetzt werden sollen (vgl. KBV 2010d).

Noch transparenter bzgl. abgeschlossener Verträge ist die KVWL. Hier sind alle im Bereich der KVWL gültigen Verträge (vgl. KVWL 2010) als PDF-Datei im Internet verfügbar, sodass die Vertragstexte vollständig vorliegen. Auch hier werden allerdings keine Statistiken zu teilnehmenden Versicherten und Vergütungsvolumina berichtet. Folgende 9 Verträge mit namentlichem Ausweis als Verträge nach § 73 c SGB V werden publiziert (Anzahl in Klammern):

- Vertrag zur Förderung der Qualität in der homöopathischen Therapie (2)
- Vertrag zur Versorgung mit klassischer Homöopathie (1)
- Vertrag über die Durchführung einer ambulanten Hautkrebsvorsorgeuntersuchung für Versicherte bis zur Vollendung des 35. Lebensjahres (4)
- Vertrag zur Förderung eines konsequenten Infektionsscreenings in der Schwangerschaft K.I.S.S. (1)
- Vertrag über die Durchführung einer Tonsillotomie (1)

Der K.I.S.S.-Vertrag ist eine Dublette, da er bundesweit gilt und daher sowohl von der KBV als auch in Westfalen-Lippe als gültiger Vertrag aufgeführt wird. Auch die hier gelisteten Verträge sind ausschließlich „Add-on"-Verträge.

Verträge mit Beteiligung der Kassenärztlichen Vereinigungen bilden nur einen Teil der Gesamtheit der Verträge der besonderen ambulanten ärztlichen Versorgung ab. Da die Krankenkassen auch mit Leistungserbringern und ihren Gemeinschaften solche Verträge abschließen können, diese Verträge aber nirgendwo systematisch verzeichnet sind, ist ein umfassender Überblick über alle Verträge der besonderen ambulanten ärztlichen Versorgung in dieser Arbeit nicht möglich. Der soweit gegebene Überblick erlaubt jedoch einen Vergleich der Anzahl abgeschlossener Verträge mit der Integrierten Versorgung. Den von Lieschke genannten 70 Verträgen der besonderen ambulanten ärztlichen Versorgung in 2007 stehen im gleichen Zeitraum 756 integrierte Versorgungsverträge gegenüber (und insgesamt 6.407). Die Annahme erscheint berechtigt, dass integrierte Versorgungsverträge mengenmäßig deutlich überwiegen, auch wenn Verträge nach § 73 c SGB V ohne Beteiligung von Kassenärztlichen Vereinigungen der Anzahl nach nicht bekannt sind. Vergleichende Aussagen über teilnehmende Versicherte, Vergütungsvolumina und Vertragsgegenstände sind verlässlich nicht möglich. Der Argumentation von Lieschke folgend kann aber mit einem „Aufholen" der Anzahl von Verträgen zur besonderen ambulanten ärztlichen Versorgung im Vergleich zur Integrierten Versorgung gerechnet werden, da bei Letzterer ab 2009 die Anschubfinanzierung weggefallen ist.

3.3 Innovative Verträge mit psychotherapeutischer Beteiligung

In den folgenden Kapiteln werden nun beispielhaft drei Selektivverträge mit psychotherapeutischer Beteiligung vorgestellt, zwei integrierte Versorgungsverträge nach § 140 a SGB V und ein Vertrag zur besonderen ambulanten ärztlichen Versorgung nach § 73 c SGB V. Besondere Beachtung sollen Vertragsdauer, Vertragsgegenstand, Teilnahmevoraussetzungen, Leistungsumfang und Vergütung finden.

3.3.1 Depressionen (§ 140 a SGB V)

Der hier beschriebene Vertrag zur Integrierten Versorgung wurde zwischen der Daimler Betriebskrankenkasse (Daimler BKK) und der MEDI Verbund Dienstleistungs GmbH mit Wirkung ab 01.01.2008 und einer Laufzeit bis zum 31.12.2008 geschlossen. Die Vertragsunterlagen sind online über MEDI Verbund verfügbar unter http://www.die-telefonsprechstunde.de/seite.php?seite=560. Die Vertragsdauer verlängert sich automatisch um ein Jahr, wenn der Vertrag nicht mit einer Frist von drei Monaten zum Jahresende gekündigt wird.

Der Vertrag umfasst die ambulante interdisziplinär-fachübergreifende Integrierte Versorgung von Menschen mit Depressionen im Landkreis Böblingen nach Maßgabe der Nationalen Versorgungsleitlinie für Unipolare Depression. Grundlage ist ein auf dieser Grundlage entwickelter Behandlungspfad. Es werden Voraussetzungen für die Teilnahme von Behandlern definiert (Qualifikation Psychotherapie: Psychologische oder Ärztliche Psychotherapeuten, Teilnahme an einer Einführungsveranstaltung, Verpflichtung zur Teilnahme an Qualitätssicherung und Evaluation). Die freiwillige Teilnahme von Versicherten ist auf bestimmte Diagnosegruppen der ICD-10 beschränkt, die depressive Erkrankungen umfassen. Mit Einschreibung des Versicherten sind alle Behandlungsleistungen bzgl. der depressiven Erkrankung nur noch von Behandlern im Rahmen dieser Integrierten Versorgung zu erbringen. Die Vergütung der Behandler teilt sich in einerseits Komplexpauschalen und andererseits variable Vergütungsanteile. Letztere sind von einer begleitend stattfindenden Evaluation der Behandlungsergebnisse abhängig. Sie werden erfolgsabhängig dann fällig, wenn im Landkreis Böblingen die Anzahl der Krankenhausfälle und der Krankengeldtage wegen der vertragsrelevanten Diagnosen bei den Versicherten der Daimler BKK 10 bis 15 % unter den Krankenhausfällen und Krankengeldtagen hierfür in drei vergleichbaren Regionen liegt. Die Abrechnung erfolgt über die MEDI Verbund Dienstleistungs GmbH. Die Leistungserbringer übersenden dorthin quartalsweise einen Evaluations- und Abrechnungsbogen, mittels welchem Komplexpauschalen erfasst und der Daimler BKK monatlich in Rechnung gestellt werden, welche diese Rechnungen mit einem 14-tägigen Zahlungsziel anweist. Innerhalb von weiteren 14 Tagen werden die Vergütungen von der MEDI Verbund Dienstleistungs GmbH an die Leistungserbringer weitergereicht. Variable Vergütungsanteile werden einmal jährlich von der Daimler BKK ermittelt und vergütet.
Für Psychotherapeuten sind folgende Leistungen vorgesehen:

- ein psychotherapeutisches Vorgespräch (50 Minuten) innerhalb von vier Wochen
- 6–12 Stunden Psychotherapie (abhängig vom Schweregrad der Erkrankung)
- Durchführung von Psychoedukation in Gruppen für Patienten und Angehörige (3–8 Teilnehmer) im Umfang von 9 x 60 Minuten

Sie sind mit einer Komplexpauschale in Höhe von 600–1.200 Euro (abhängig vom Schweregrad der Erkrankung) und ggf. 180 Euro für Psychoedukation abgegolten. Der variable Vergütungsanteil im definierten Erfolgsfall beträgt 150–300 Euro (wieder abhängig vom Schweregrad der Erkrankung). Sind über diese Leistungen hinaus psychotherapeutische Leistungen erforderlich, sind diese entsprechend der Psychotherapie-Richtlinie im Kollektivvertrag zu erbringen. In den Tabellen 3.2 und 3.3 wird der Vergütung im Rahmen dieses Versorgungsvertrags das Honorar für entsprechende psychotherapeutische Leistungen im Kollektivvertrag gemäß aktuell gültigem Einheitlichen Bewertungsmaßstab gegenübergestellt (EBM 2009, vgl. Hermanns; Filler, 2009), jeweils separat für die Behandlung von Versicherten mit leichten Depressionen (vgl. Tab. 3.2) und mittelschweren bis schweren Depressionen (vgl. Tab. 3.3). Bei der Berechnung der Einzelleistungsvergütungen nach EBM 2009 wurde eine psychotherapeutische Grundpauschale berechnet (EBM-Ziffer 23211), eine probatorische Sitzung (EBM-Ziffer 35150), neun 50-minütige Gruppenbehandlungen (EBM-Ziffer 35224) und sechs bzw. zwölf Sitzungen Psychotherapie (EBM-Ziffer 35220).

Tabelle 3.2: Gegenüberstellung der Vergütung bei der Behandlung von Versicherten mit leichten Depressionen in Integrierter Versorgung (Komplexpauschale, in Klammern erfolgsabhängige variable Vergütung) und Kollektivvertrag (EBM 2009, vgl. Hermanns; Filler, 2009)

	Integrierte Versorgung Komplexpauschale in € (variable Vergütung)	Kollektivvertrag EBM 2009 Einzelleistungen in €
Psychotherapeutisches Vorgespräch	-	11,90 61,43
Psychoedukation	180,00	182,70
Psychotherapie	-	486,18
Pauschalen	600,00 (150,00)	-
Summe	**780,00 (930,00)**	**742,21**

Tabelle 3.3: Gegenüberstellung der Vergütung bei der Behandlung von Versicherten mit mittelschweren und schweren Depressionen in Integrierter Versorgung (Komplexpauschale, in Klammern erfolgsabhängige variable Vergütung) und Kollektivvertrag (EBM 2009, vgl. Hermanns; Filler, 2009)

	Integrierte Versorgung Komplexpauschale in € (variable Vergütung)	Kollektivvertrag EBM 2009 Einzelleistungen in €
Psychotherapeutisches Vorgespräch	-	11,90 61,43
Psychoedukation	180,00	182,70
Psychotherapie	-	972,36
Pauschalen	1.200,00 (300,00)	-
Summe	**1.380,00 (1.680,00)**	**1.228,39**

Die tabellarischen Übersichten machen deutlich, dass die Teilnahme an der Integrierten Versorgung in diesem Vertrag für Leistungserbringer wirtschaftlich interessant ist. Selbst wenn die variablen Vergütungsanteile mangels Erfolg nicht zur Auszahlung kommen, droht Behandlern kein Honorarminus. Psychotherapeuten müssten bei einer Abwägung über die Teilnahme am Vertrag darüber hinaus weitere Vertragsmerkmale berücksichtigen:

- Zusatzleistungen in Form von Teilnahme an Fortbildungen und Fallkonferenzen können anfallen, hierfür anfallende Transaktionskosten werden nicht vergütet,
- die vertragsspezifischen Formularien sind zu erbringen (für die ggf. eine praxisinterne Infrastruktur zu schaffen ist), hierfür anfallende Transaktionskosten werden nicht vergütet,
- die variablen Vergütungsanteile sind nicht ausschließlich von der eigenen Behandlungsleistung abhängig, zum Einen spielen typischerweise Person- und Situationsmerkmale der Patienten eine große Rolle (Motivation, soziales Netz, Funktionsniveau, Komorbidität etc.) für den Behandlungserfolg, zum Anderen beeinflusst das Verhalten der anderen Vertragsbehandler den Behandlungserfolg im Sinne der Vergütungsvereinbarung ebenfalls.

Ebenfalls bleibt unklar, mit welcher Begründung die psychotherapeutischen Leistungen in der Menge auf sechs bzw. zwölf Sitzungen begrenzt wurden, was für die sonstigen ärztlichen Leistungen nicht gilt. In der Richtlinien-Psychotherapie entsprechen 25 Stunden einer Kurzzeittherapie, Langzeittherapien umfassen 45–80 Termine. Die eingeplante Leistungsmenge für Psychotherapie in diesem Versorgungsvertrag wird aller Wahrscheinlichkeit in den meisten Fällen nicht ausreichen, sodass schließlich doch im Kollektivvertrag weiterbehandelt werden wird. Der wahre Kostenanteil für Psychotherapie wird in diesem Vertrag daher nicht abgebildet.

3.3.2 Gesundheitsförderung, Frühintervention, Prävention, Rehabilitation und Nachsorge von Beschäftigten (§ 140 a SGB V)

Der vollständige Titel dieses Vertrags lautet:
„Vertrag zur Integrierten Versorgung nach § 140 a SGB V über innerbetriebliche und außerbetriebliche Gesundheitsförderung, Frühintervention, Prävention, Rehabilitation und Nachsorge von Beschäftigten:

- zur Vermeidung von Erkrankungen
- bei Erkrankungen des Bewegungsapparates
- bei Unfallfolgen
- bei Herzkreislauf-Erkrankungen
- bei psychischen Störungen."

Der Vertrag wurde zwischen der Betriebskrankenkasse FTE (mittlerweile fusioniert zur Audi BKK), zwei ambulanten Reha-Zentren, einer Physiotherapie-Praxis und dem größten deutschen psychotherapeutischen Berufsverband Deutsche Psychotherapeutenvereinigung (DPtV) geschlossen und ist im Internet unter dieser Adresse verfügbar: http://www.deutschepsychotherapeutenvereinigung.de/fileadmin/lg/d-lg-datei-download/Niedersachsen/IV_Vertrag_ARC_-_DPtV_Wob_BSSZEmden.pdf.

Die Vertragsdauer beträgt zunächst ein Jahr und beginnt am 01.07.2009. Der Vertrag verlängert sich um ein Jahr, wenn er nicht drei Monate zum Quartalsende gekündigt wird. Neben anderen Bereichen (Bewegung, Ernährung, Entspannung) sind psychotherapeutische Leistungen Teil des Vertrags. Es können alle kassenzugelassenen Psychologischen Psychotherapeuten, Ärztliche Psychotherapeuten und Kinder- und Jugendlichenpsychotherapeuten an diesem Vertrag teilnehmen. Die DPtV als Vertragspartner gewährleistet die Erfüllung der Vorgaben von § 140 b Abs. 3 Satz 3 SGB V (organisatorische, betriebswirtschaftliche sowie die medizinischen und medizinisch-technischen Voraussetzungen einschließlich der Koordination zwischen den verschiedenen Versorgungsbereichen und einer ausreichenden Dokumentation). Auf Versichertenseite ist die freiwillige Teilnahme auf beschäftigte Versicherte begrenzt. Die Vertragspartner verfolgen mit dem Versorgungsvertrag folgende Ziele:

- Angebot gezielter Prävention
- Vermeidung oder Verkürzung von Arbeitsunfähigkeit
- schnellere Wiedereingliederung in das Arbeitsleben
- Vermeidung oder Verkürzung stationärer Aufenthalte
- im Einzelfall Entbehrlichkeit von Richtlinien-Psychotherapie
- notwendige Einleitung, Vermeidung oder Verkürzung von Pharmakotherapie

Die Vertragspartner verpflichten sich zur Bildung einer „Neutralen Stelle", welche mit einem Psychologischen Psychotherapeuten besetzt wird, den die Krankenkasse finanziert und welcher im Vertragsrahmen exklusiv Zuweisung zu Psychotherapie leistet. Hier sollen teilnehmende Versicherte innerhalb von fünf Tagen einen testdiagnostischen Termin für ein psychometrisches Screening bekommen können und es soll eine Befundung stattfinden. Wird von dieser Stelle eine akute behandlungsbedürftige psychische Störung diagnostiziert, erhält der Beschäftigte binnen 14 Tagen probatorische Termine mit dem Ziel der Indikationsprüfung für eine Psychotherapie. Wird hier eine Indikation zur Psychotherapie festgestellt, ist eine ambulante psychotherapeutische Behandlung innerhalb von vier Wochen einzuleiten. Der Krankenkasse können mittels einer standardisierten Rückmeldung über eine Psychotherapie hinausgehende Maßnahmen empfohlen werden. Psychotherapeuten werden auch aktiv in eine ggf. durchzuführende Beantragung von Maßnahmen zur psychosomatischen Rehabilitation über den Rentenversicherungsträger einbezogen. Im Weiteren wird ein Vertragscontrolling zwecks Evaluation geplant und ein Vertragsausschuss mit Beteiligung aller Vertragspartner gebildet, der den Vertrag mit Erfahrungsbildung weiterentwickeln soll.

Zur Vergütung beinhaltet der Vertrag eine Vereinbarung, die für Psychotherapeuten eine „Add-on"-Vergütung für maximal fünf probatorische Sitzungen und die biografische Anamnese in Höhe von jeweils 40 Euro vorsieht. Darüber hinaus werden diese und alle weiteren psychotherapeutischen Leistungen im Kollektivvertrag erbracht. Die teilnehmenden Behandler gewähren den Versicherten der Krankenkasse also einen bevorzugten Zugang zur Psychotherapie (der laut Vertrag einer Mehrleistung außerhalb der üblichen Sprechstundenzeiten entspringen soll und einen Mindestumfang von drei Patienten pro Psychotherapeut und Jahr hat), wofür die Krankenkasse im Gegenzug einen Honoraraufschlag für ausgewählte Leistungen gewährt. Tabelle 3.4 stellt die Vergütungsdaten zusammen.

Tabelle 3.4: Gegenüberstellung der Vergütung in Integrierter Versorgung (EBM 2009 plus Add-on) und Kollektivvertrag (EBM 2009, vgl. Hermanns; Filler, 2009)

	Integrierte Versorgung: Vergütung nach EBM 2009 mit Add-on-Vergütung in €	Kollektivvertrag: Vergütung nach EBM 2009 ohne Add-on-Vergütung in €
Probatorische Sitzungen (EBM-Ziffer 35150)	507,15	307,15
Biografische Anamnese (EBM-Ziffer 35140)	88,83	48,83
Summe	**595,98**	**355,98**

Finanziell bedeutet dies ein Honorarplus von 240 Euro. Dies ist aus Behandlersicht im Einzelfall durchaus lukrativ. Begrenzen sich Psychotherapeuten allerdings tatsächlich auf drei aufzunehmende Patienten im Jahr, so beträgt die Jahresmehreinnahme 720 Euro, ein u.U. doch eher zu vernachlässigender Aufschlag. Besonders positiv kann die vereinbarte Begrenzung der Versorgungskapazität auf drei Patienten pro Therapeut und Jahr allerdings insofern bewertet werden, als hierdurch im Rahmen einer üblichen Praxisführung keine Verdrängung anderer Versichertengruppen bzw. Versicherter anderer Kassen erwartet werden muss (Selektion), auch ist eine Überlastung der Kapazitäten eingeschriebener Behandler durch vertraglich zugesagte Mengenausweitung nicht zu erwarten. Die Krankenkasse profitiert ihrerseits von der exklusiven Zuweisung zur Psychotherapie durch die neutrale Stelle (Vermeidung unnötiger Behandlungen) und den verbesserten Zugang ihrer Versicherten zu einer notwendigen Psychotherapie (vgl. Kap. 1.2). Die begrenzten Kapazitäten von Psychotherapeuten allgemein (vgl. Best, 2004; Dikomey, 2008) verhindern prinzipiell unkontrollierte Mengenausweitung und sind Gewähr für das Ausbleiben einer Leistungs- und Kostenexplosion durch diesen Vertrag.

3.3.3 ADHS/ADS (§ 73 c SGB V)

Der Vertrag heißt offiziell „Vertrag zur qualitätsgesicherten Versorgung von Kindern und Jugendlichen mit ADHS/ADS (Aufmerksamkeits-Defizit-(Hyperaktivitäts-)Störung) gemäß § 73 c SGB V" und wurde mit Wirkung zum 01.04.2009 unbefristet zwischen der Kassenärztlichen Bundesvereinigung und der BKK-Vertragsarbeitsgemeinschaft geschlossen. Eine Kündigung ist mit einer Frist von drei Monaten zum Quartalsende möglich, frühestens jedoch zum 31.12.2010. Der Vertragstext ist im Internet verfügbar: http://www.kvbw-admin.de/data/dateiverwaltung/2010-04-19_Vertrag_Stand_01.04.2010.pdf.

Vertragsgegenstand ist der Aufbau einer flächendeckenden ambulanten Versorgungsstruktur zur Behandlung von Kindern mit Aufmerksamkeitsdefizit-Hyperaktivitätsstörung (ADHS) und mit Aufmerksamkeitsdefizitstörung (ADS). Diese Struktur soll interdisziplinär und fachübergreifend eine leitlinienbasierte Diagnostik und Behandlung gewährleisten. Als Vertragsziele werden benannt:

- qualitätsgesicherte und sachgerechte Behandlung
- koordinierte Zusammenarbeit aller an der Behandlung Beteiligten
- verbesserte Kommunikation und Kooperation der verschiedenen Spezialisten
- Klarheit und Sicherheit der betroffenen Familien über Behandlungsweg und Ansprechpartner
- Reduzierung der Wartezeiten auf geeignete Therapieplätze durch besseren Einsatz der Ressourcen
- verbesserte Eingliederung der Patienten in das soziale Umfeld
- Minderung der Kernsymptome
- Besserung der komorbiden Störungen
- Vermeidung und Reduzierung von stationären Behandlungen
- Vermeidung von Doppeluntersuchungen
- Reduzierung von Fehltagen in Schule und Beruf (auch bei den Sorgeberechtigten)
- kontrollierter Medikamenteneinsatz
- effizienter Einsatz der Ressourcen

Zum 01.07.2010 nahmen nach Angaben der KV Baden-Württemberg an diesem Vertrag 93 Betriebskrankenkassen sowie 180 Behandler (Kinderärzte,

Kinder- und Jugendlichenpsychiater, Kinder- und Jugendlichenpsychotherapeuten und Psychologische Psychotherapeuten) teil (vgl. KVBW 2010).

Von den Behandlern waren 38 Psychotherapeuten i. S. dieser Arbeit. Für diese werden (wie für andere teilnehmende Behandler auch) im Vertrag über die berufliche Qualifikation hinaus spezifische Teilnahmekriterien definiert, die eine Expertise im Bereich der zu behandelnden Störung abbilden. Dies ist einerseits der Nachweis, in den letzten zwei Jahren vor Einschreibung in den Vertrag regelmäßig mindestens zehn Patienten mit ADHS/ADS pro Quartal persönlich behandelt zu haben. Hinzu kommt eines der folgenden Kriterien:

- in den letzten zwei Jahren vor Antragstellung mindestens 20 Stunden themenbezogene Fortbildung/Ausbildung nachzuweisen oder
- eine mindestens zweijährige Tätigkeit in medizinischen Facheinrichtungen für Kinder- und Jugendliche mit psychischen Störungen nachzuweisen, in denen ADHS ein Schwerpunkt ist oder
- mindestens zwei Jahre in der Praxis eines Kinder- und Jugendpsychiaters und -psychotherapeuten tätig gewesen zu sein oder
- mindestens fünf Jahre an der vertragspsychotherapeutischen Versorgung von Kindern und Jugendlichen teilgenommen zu haben.

Außerdem sind von teilnehmenden Behandlern zu erbringen:

- vier Stunden kontinuierliche themenbezogene Fortbildung im Jahr und
- zwei Mal jährliche Teilnahme an einem themenbezogenen Qualitätszirkel sowie
- Teilnahme an ADHS-Teambesprechungen mindestens einmal im Quartal.

Die Teilnahmevoraussetzungen sind im Vergleich zu den beiden zuvor beschriebenen integrierten Versorgungsverträgen also deutlich höher.

Die Behandlung erfolgt durch ADHS-Teams und ist in folgende Module gegliedert:

- psychoedukative Maßnahmen
- Elterntraining und Interventionen in der Familie
- psychotherapeutische Einzel- und Gruppentherapie, Behandlung der Bezugspersonen

- störungsspezifische Funktionsbehandlungen mit sozialpädiatrischen und psychiatrischen Interventionen bei Kindern, Jugendlichen und Bezugspersonen
- Behandlung komorbider Störungen
- Medikamente
- externe Schnittstellen

Der teilnehmende Behandler, der die Erstdiagnose stellt, ist im weiteren Verlauf neben seinen eigentlichen Behandlungsleistungen als „Koordinator“ der Ansprechpartner für Patienten und Eltern und nimmt die Aufgaben eines Fallmanagers wahr. In dieser Funktion sind diagnostisch sicherzustellen:

- Ausschluss sonstiger Ursachen,
- Diagnostik und Differenzialdiagnostik
- Erfassung von Komorbiditäten

Außerdem sind therapeutisch zu gewährleisten:

- Festlegung des Behandlungsplans und der fallbezogenen Therapieziele
- Klärung, wer welche Module der multimodalen Therapie übernimmt
- Sicherstellung einer leitliniengemäßen Therapie
- Aufklärung des Patienten und der Familie über den Behandlungsplan und Pflege der individuellen Patienteninformation
- Sicherstellung der mindestens halbjährlichen Überprüfung des Behandlungsverlaufes und der Therapie
- Einrichtung von ADHS-Teambesprechungen mindestens einmal im Quartal
- Sicherstellung der Dokumentation der Verdachtsdiagnostik, der Abschlussdiagnostik und der einzelnen Therapieschritte
- Vermittlung von Elterntrainingsseminaren

Hierüber ist vom Koordinator halbjährlich ein Bericht zu verfassen und an die zuständige Krankenkasse zu übersenden. Der Vertrag soll evaluiert werden, ein Vertragsausschuss ist zu bilden (v.a. für Weiterentwicklung, Vertragsmonitoring und Öffentlichkeitsarbeit) und es ist von der administrativ steuernden KV Baden-Württemberg einmal jährlich für den Vertragsausschuss ein Qualitätsbericht anzufertigen. Abrechnung und Vergütung erfolgen über die KV nach Maßgabe des Vertrags außerhalb der Gesamtvergütung. Die Vergütung ist pauschaliert und budgetiert. Ein ADHS-Team kann innerhalb eines Jahres für einen Patienten Leistungen einer „Grundpauschale Diagnostik" und einer „Zusatzpauschale Therapie" in Höhe von insgesamt maximal 1.200 Euro abrechnen. Im Quartal soll die Abrechnungsgrenze 300 Euro betragen, wird diese Grenze ausnahmsweise überschritten, ist die Überschreitung über das Jahr in Folgequartalen auszugleichen. Ein Patient kann maximal drei Jahre am Stück innerhalb dieses Vertrags versorgt werden. Die Honorierung innerhalb der Pauschalen erfolgt zeitabhängig. Für approbierte teilnehmende Behandler können in der Grundpauschale Diagnostik 25 Euro pro 15 Minuten Behandlungszeit abgerechnet werden, für Mitarbeiter, an die Leistungen delegiert werden, sind 15 Euro pro 15 Minuten Behandlungszeit abrechenbar. In der Grundpauschale Therapie können Behandler für Einzeltherapieleistungen 25 Euro und für Gruppentherapieleistungen 12,50 Euro pro 15 Minuten Behandlungszeit abrechen, Mitarbeiter erhalten 15 Euro für Einzeltherapieleistungen und 7,50 Euro für Gruppentherapieleistungen für 15 Minuten Behandlungszeit. Neben der Behandlung ist also auch die Einhaltung des Budgets innerhalb der behandelnden ADHS-Teams und pro Patient zu koordinieren. Eine Behandlung eingeschriebener Patienten mit der Diagnose ADHS/ADS außerhalb des Vertrags ist regulär nicht möglich. Die Gesamtvergütung im Kollektivvertrag wird um die Leistungen dieses Vertrags bereinigt. Die KV zieht von den Honoraren eine Verwaltungsgebühr ab, wie sie dies innerhalb des Kollektivvertrags ebenfalls tut.

In Tabelle 3.5 wird auch für diesen Vertrag die Vergütung der Psychotherapeuten mit der entsprechenden Alternative im Kollektivvertrag verglichen. Dabei wird die für den einzelnen Psychotherapeuten im Selektivvertrag finanziell optimale Prämisse angenommen, sämtliche pauschalierten Leistungen im Budget vollständig selbst zu erbringen (was de facto unwahrscheinlich ist, z. B. wegen ggf. zu verordnender Medikamente etc.). Dann könnte das volle jährliche Budget pro Patient erwirtschaftet werden (1.200 Euro). Für den Vergleich wird angenommen, dass eine Langzeittherapie (Verhaltenstherapie nach Leitlinie) mit 45 Sitzungen einer dreijährigen Behandlungsdauer entspricht. Hierzu gehören fünf probatorische Sitzungen (EBM-Ziffer 35150), eine biografische Anamnese (EBM-Ziffer 35140) und 45 Einzeltherapieleistungen (EBM-Ziffer 35221), die ggf. auch Psychoedukation und Elterntraining beinhalten und nach

Einschätzung des Autors angesichts einer möglichen Langzeittherapie im Umfang von 80 Sitzungen als Ausdruck einer sehr effizienten und wirtschaftlichen Therapieführung gelten können. Sämtliche Koordinationsleistungen des Selektivvertrags sind hier nicht zwingend zu erbringen.

Tabelle 3.5: Gegenüberstellung der Vergütung in besonderer ambulanter ärztlicher Versorgung (budgetierte Grundpauschale, Diagnostik plus Zusatzpauschale Therapie) und Kollektivvertrag (vgl. Hermanns; Filler, 2009)

	Besondere ambulante ärztliche Versorgung* (über drei Jahre) in €	Kollektivvertrag nach EBM 2009 in €
Vertragspauschale	3.600	-
Probatorik (EBM-Ziffer 35150)	-	307,15
Biografische Anamnese (EBM-Ziffer 35140)	-	48,83
Einzeltherapie (EBM-Ziffer 35221)	-	3646,35
Summe	**3.600**	**4.002,33**
* budgetierte Grundpauschale, Diagnostik plus Zusatzpauschale Therapie		

Die Übersicht verdeutlicht, bezogen auf die Behandlung eines Patienten über einen vergleichbaren Zeitraum, dass die Teilnahme an diesem Selektivvertrag u. U. eine wirtschaftlich ungünstige Entscheidung für Psychotherapeuten ist. Dies gilt umso mehr, als vermutlich innerhalb des Budgets auch ausschließlich ärztlich zu erbringende Leistungen erforderlich werden können (Medikamentenverordnung, somatische Differenzialdiagnostik etc.), die zumindest Psychologische Psychotherapeuten und Kinder- und Jugendlichenpsychotherapeuten nicht erbringen können sowie Leistungen des Moduls „Störungsspezifische Funktionsbehandlungen" an andere Berufsgruppen zu delegieren sind (Ergotherapie, Krankengymnastik etc.). Realistischerweise wird das psychotherapeutische Honorar pro Fall wohl eher deutlich unter den angenommenen 3.600 Euro pro Fall liegen. Außerdem werden die beschriebenen Koordinationsleistungen im Sinne eines Fallmanagements in diesem Selektivvertrag gar nicht honoriert. Gerade der von den Krankenkassen besonders erwünschte kostendämpfende Effekt der Vermeidung von Mehrfachdiagnostik und Mehrfachbehandlung geht also vollständig zulasten der Leistungserbringer. Die Honorierung im Selektivvertrag kann lediglich dann vorteilhafter ausfallen, wenn durch die integrierte Behandlungsqualität so viel weniger Leistungen zu erbringen wären, dass die Fallmenge deutlich ansteigen kann. Dann aber werden vermehrt unbezahlte Koordinationsleistungen zu erbringen sein, was einen potenziellen Honorarzugewinn der Behandler wieder ganz oder teilweise verbrauchen würde. Dieser Vertrag ist daher eher ein Gewinn für die Krankenkassen, die mehr Fälle in Behandlung bekommen und dies sowohl kostenbegrenzt als auch kostengünstiger im Vergleich zum Kollektivvertrag und mit vertraglich zugesicherter Qualität sowie Steuerung des Vertrags (Vertragsausschuss).

Die ggf. für Patienten durch die hohe Koordinationsdichte und zugesicherte Leitlinienorientierung erreichbaren Verbesserungen gehen dabei größtenteils zulasten der **psychotherapeutischen Behandler**. Während teilnehmende Kinderärzte und Kinder- und Jugendlichenpsychiater noch von allen Honoraren außerhalb der Gesamtvergütung profitieren, weil sie auch außerhalb ihrer Regelleistungsvolumina (RLV) ohne Abstaffelung vergütet werden, gilt dies für Psychotherapeuten nicht. Für Psychotherapeuten gibt es keine RLV, vielmehr verfügen Psychotherapeuten über sogenannte „Zeitkapazitätsgrenzen" (vgl. Psychotherapeuten Kammer NRW, 2010), die etwa eine Behandlungsmenge von 36 Stunden Richtlinienpsychotherapie in der Woche umfassen und die jeweils voll und ohne Abzüge nach EBM 2009 vergütet werden. Da diese Zeitkapazitätsgrenzen jedoch ohnehin von der überwiegenden Mehrheit der Psychotherapeuten nicht ausgeschöpft werden (Best, 2004), „tauscht" der durchschnittliche psychotherapeutische Behandler innerhalb seiner persönlichen Leistungsmenge kollektivvertragliche Leistungen gegen selektivvertragliche Leistungen aus. Dadurch werden budgetierte Leistungen „eingekauft", denen zudem zwingend nicht bezahlte Mehrleistungen zugeordnet sind. Nicht budgetierte Leistungen, die keine unbezahlten Mehrleistungen erfordern, können stattdessen aus Kapazitätsgründen nicht erbracht werden.

Im Weiteren ist für diesen Vertrag unbedingt zu berücksichtigen, dass es sich bei der Vergütung **nicht** um eine „Add-on"-Vergütung handelt. Die Leistungen des Vertrags ersetzen die entsprechenden Leistungen im Kollektivvertrag, folglich wird es zu einer erwähnenswerten Bereinigung kommen. Entsprechend einer aktuellen Veröffentlichung der Kassenärztlichen Bundesvereinigung (Dezernat Vergütung, Gebührenordnung und Morbiditätsorientierung der KBV, 2010) wird diese Bereinigung in zwei Schritten durchgeführt werden. Zunächst werden allen teilnehmenden Ärzten eines Selektivvertrags die persönlichen RLV gekürzt. Das würde, im Rahmen der hier beschriebenen Bedingungen, die meisten Psychotherapeuten wenig berühren, da sie im Falle einer analogen Kürzung ihrer persönlichen Zeitkapazitätsgrenzen diese ohnehin meist nicht ausschöpfen und daher sozusagen "Leervolumen" verlieren würden. Jedoch wird in einem zweiten Schritt neben den Kürzungen bei vertragseingeschriebenen Behandlern auch eine globale Kürzung der Honorare der gesamten Arztgruppe vorgenommen werden. Das zur Verfügung stehende Gesamthonorar einer Arztgruppe kann um bis zu 2,5 % zu Lasten der gesamten Arztgruppe gekürzt werden, also auch bei Psychotherapeuten, die nicht an diesem Vertrag teilnehmen und mit dem Vertrag nichts zu tun haben. Wie diese Kürzungen sich für Psychotherapeuten, unabhängig von der Teilnahme an diesem Vertrag, konkret auswirken werden, ist zum jetzigen Zeitpunkt noch nicht abzusehen und sollte unbedingt beachtet werden.

4 Psychotherapeuten im Vertragswettbewerb

Die folgenden Kapitel werden zunächst die Sichtweise der Berufsgruppe der Psychotherapeuten in die Überlegungen dieser Arbeit einbeziehen. Daran anschließend werden Stärken, Schwächen, Chancen und Risiken für Psychotherapeuten im Vertragswettbewerb, die in dieser Arbeit erkennbar geworden sind, in einer SWOT-Analyse übersichtlich zusammengeführt. Hiermit wird, entsprechend der in der Einleitung geäußerten Absicht, eine gesundheitsökonomisch fundierte Beratungsleistung (Consulting in der ambulanten Versorgung) erbracht und eine praxisorientierte Analyse zur strategischen Vorbereitung innovativer Versorgungsformen für die Berufsgruppe der Psychotherapeuten übergeben.

4.1 Strategische Interessen der Psychotherapeuten

Einen Überblick mit umfassender Bewertung der neuen Versorgungsformen aus Perspektive der Psychotherapeuten hat Bürger (2009) im Auftrag der Deutschen Gesellschaft für Verhaltenstherapie (DGVT) verfasst. Zu übergeordneten Interessen der Psychotherapeuten bezüglich der Selektivverträge nimmt er folgende Bewertungen vor:

- Selektivverträge ermöglichen neue fach- und sektorenübergreifende Kooperationsformen, welche Leistungserbringer z. B. aus angestellter Tätigkeit in Kliniken kennen und befürworten,
- solche Verträge werden zunehmend zu Zusammenschlüssen von Leistungsanbietern führen (z. B. Netzen), da die Interessen von Einzelpraxen so besser vertreten werden können,
- das ambulante Versorgungssystem wird sich hierdurch in für Psychotherapeuten relevanter Weise verändern.

Bürger schlägt vor, Selektivverträge nicht nur nach ihren „unmittelbaren Vor- und Nachteilen" (2009, S. 23) zu bewerten. Vielmehr sollten auch langfristige Folgen für das kollektivvertragliche System, Folgen für die langfristige Vertrags- und Planungssicherheit sowie die Versorgung beachtet werden, z. B.:

- Bestimmung der Zahl der Leistungserbringer
- Einschränkung des Erstzugangsrechts zum Psychotherapeuten
- Einschränkung der freien Behandlerwahl

- Einschränkung des Leistungsumfangs
- begrenzte Laufzeiten von Verträgen
- Kündigungsmöglichkeiten der Vertragspartner
- Entzug von Vergütung aus dem Kollektivvertrag durch Bereinigung
- Möglichkeit zur Verbesserung der Versorgung psychisch kranker Menschen
- besonders bzgl. schwerer psychischer Erkrankungen
- Sicherung der Position der Berufsgruppe im Gesundheitswesen

Bürger befürwortet innovative Versorgungsangebote durch Selektivverträge, solange sie den Kollektivvertrag sinnvoll ergänzen, die Versorgung verbessern, die Richtlinienpsychotherapie nicht unterhöhlen, das Erstzugangsrecht nicht beschneiden und für alle Leistungserbringer offen sind. Wie hier ist auch an anderen Stellen in diesem Kapitel eine eher konservative Haltung der Psychotherapeuten zu beobachten. Eine Erhaltung des Status quo wird betont, Innovationen und Wettbewerbsgeist werden kaum vermittelt.

In einer Stellungnahme der Bundespsychotherapeutenkammer (BPtK, 2006) zum GKV-WSG wird die Position vertreten, dass eine Verbesserung der Versorgung psychisch Kranker wegen der bestehenden Unterversorgung zunächst kostenintensiv sein wird. Ob die Krankenkassen hier wirklich über Selektivverträge an diese Probleme herangehen würden, sei daher unklar. Die Aufrechterhaltung einer umfassenden Versorgung psychisch Kranker mit Psychotherapie im Kollektivvertragssystem wird entsprechend gefordert. Außerdem fokussiert die BPtK die Berücksichtigung multidisziplinärer Definition von Qualität, um einer ärztlichen Dominanz entgegenzusteuern. Sonst sei das Gelingen der Kooperation in multidisziplinären Teams gefährdet. Auf dem 15. Deutschen Psychotherapeutentag in Lübeck im November 2009 schlug der Präsident der BPtK, Prof. Dr. Rainer Richter vor, auch nicht kassenzugelassene Psychotherapeuten an Selektivverträgen zu beteiligen (vgl. Cassel; Ebsen; Greß et al., 2006). Dies wolle er insbesondere zur Förderung des Nachwuchses der Psychotherapeuten. Dieser Vorschlag wurde jedoch kontrovers diskutiert und nicht umfassend befürwortet (Gerst; Gieseke, 2009).

In einer Resolution vom 17.05.2008 fordert die hessische Psychotherapeutenkammer für neue Versorgungsverträge (vgl. LPPKJP Hessen, 2008):

- die Richtlinienpsychotherapie nicht zu unterlaufen,

- neue Versorgungsmodelle in Organisation und finanzieller Ausstattung den Besonderheiten psychischer Erkrankungen anzupassen,
- den besonderen Schutz der therapeutischen Beziehung zu gewährleisten,
- für Patienten transparente Modelle zu schaffen,
- das Erstzugangsrecht zu erhalten,
- Psychotherapeuten den Ärzten auch in Verträgen gleichzustellen und
- die Besonderheiten psychotherapeutischer Behandlungen bzgl. fester Zeitstrukturen zur Entwicklung eines Behandlungsprozesses zu berücksichtigen.

Analog haben die hessischen Psychotherapeutenverbände am 01.07.2009 ein „Konsensuspapier [...] zu Grundsätzen und Mindeststandards bei Verträgen im Rahmen der neuen Versorgungsformen" erstellt, welches der Verband Psychologischer Psychotherapeutinnen und Psychotherapeuten im Berufsverband deutscher Psychologen (VPP) auf seinen Internetseiten veröffentlicht hat (VPP, 2009). Hier werden gemeinsame „Essentials zur Vertragsgestaltung im Rahmen der Neuen Versorgungsformen" formuliert:

- Zugang für alle Psychotherapeuten
- „Add-on"-Charakter von Leistungen und Vergütungen
- nur als Ergänzung zur Richtlinienpsychotherapie
- Erhalt von Erstzugangsrecht und freie Behandlerwahl
- Gewährleistung fachlicher Standards
- keine inhaltliche Determinierung der Therapie auf Module oder Manuale
- Transparenz für Patienten
- Schutz der Vertraulichkeit der Patient-Therapeut-Beziehung
- nur mit Vereinbarung einer angemessenen Vergütung

Die Deutsche Psychotherapeutenvereinigung als größter deutscher Berufsverband äußert sich in seinem „Gesundheitspolitischen Programm" (DPtV, 2009) grundsätzlich positiv zu Selektivverträgen, verweist auf hierzu durchgeführte Modellprojekte und legt sich folgendermaßen fest:

> *„Mit diesen und möglichen weiteren Konzeptionen entwickelt die DPtV zusammen mit interessierten Psychotherapeuten auf einen konkreten Versorgungsbedarf zugeschnittene Vertragsentwürfe und verhandelt*

sie mit Kostenträgern. Dabei achtet sie auf eine angemessene Vertretung psychotherapeutischer Kompetenzen und Verantwortlichkeiten. Neue Versorgungsprojekte dürfen jedoch nicht dazu führen, dass die Bedingungen der Grundversorgung im Kollektivvertrag verschlechtert oder beeinträchtigt werden." (DPtV, 2009, S. 10)

Mit einer Änderung der Grundversorgung im Kollektivvertrag ist jedoch insofern zu rechnen, als die Krankenkassen bei Psychotherapie von einer speziellen Form der anbieterinduzierten Nachfrage ausgehen, nämlich von einer „**angebots**induzierten Nachfrage" und diese beseitigen möchten (Ballast, 2010). Als angebotsinduzierte Nachfrage durch Psychotherapie verstehen die Krankenkassen folgende, von Ballast (S. 9) beschriebene Beobachtung in Abrechnungsdaten: Dort, wo viele tiefenpsychologische und analytische Behandler niedergelassen sind, werden überdurchschnittlich viele tiefenpsychologische und analytische Psychotherapieleistungen erbracht. Depressionen bspw. werden in manchen Regionen zu ca. 30 % tiefenpsychologisch und analytisch behandelt, in anderen Regionen nahezu überhaupt nicht. Die Zuweisung zu einer spezifischen Therapieform ist also regional unterschiedlich, abhängig von der Behandlerstruktur vor Ort, und insofern von sachfremden Faktoren bestimmt (angebotsinduziert). Ballast bezeichnet dies als Fehlversorgung, die Krankenkassen zu verändern anstreben, da tiefenpsychologische und analytische Behandlungen deutlich mehr Behandlungsleistungen pro Patient umfassen, also pro Fall teurer sind als Verhaltenstherapie und die Zahl behandelter Personen reduzieren, also in der Folge wiederum Kapazität verringern und Wartezeiten erhöhen. Mindestens werden die Krankenkassen aber, falls der Kollektivvertrag nicht entsprechend geändert wird, bestrebt sein, in Selektivverträgen wenig tiefenpsychologische und analytische Leistungen einzukaufen. Es ist vielmehr mit einer Präferenz der Krankenkassen für Verhaltenstherapie zu rechnen. Für die Berufsgruppe der Psychotherapeuten ist dies insofern bedeutsam, als es hierdurch zu einer Spaltung der Psychotherapeuten entlang der Grenze der Therapieschulen kommen könnte. Das wäre in jedem Fall eine erhebliche berufs- und sozialpolitische Schwächung der Psychotherapeuten.

Neben der Sichtweise berufs- und sozialpolitischer Akteure sind auch die Äußerungen der Psychotherapeuten selbst zu berücksichtigen. Hierzu hat die Deutsche Psychotherapeutenvereinigung als größter deutscher Psychotherapeutenverband mit ca. 8.000 Mitgliedern 2008 eine Mitgliederbefragung per Fragebogen durchgeführt. Die Ergebnisse wurden von Lubisch und Enzian (2008) veröffentlicht, in Kapitel 1 wurde bereits auf diese Ergebnisse Bezug genommen (vgl. Kap. 1.2.1). An der Befragung nahmen mit 1.125 rückgelaufenen Fragebögen 16 % der angeschriebenen Mitglieder teil. Bezogen auf niedergelassene Mitglieder lag die Rücklaufquote sogar bei 23 %. Im Weiteren werden für die Fragestellung dieser Publikation relevante Ergebnisse mitgeteilt. Spezifisch zu innovativen Versorgungsformen kann Folgendes entnommen werden:

Zum aktuellen Stand befragt, gaben nur 6,7 % der Teilnehmer an, bereits Mitglied in einem Versorgungsnetz zu sein, das Selektivverträge abgeschlossen hat oder abschließen wird.

Interesse an dem Abschluss solcher Verträge äußerten hingegen 52 % der Teilnehmer, also eine erheblich höhere Zahl (bei jüngeren Teilnehmern sogar 58 %).

Als besondere Versorgungsanliegen für solche Verträge wurden v.a. Verträge zu bestimmten Störungsbildern und Nachsorge nach stationärem Aufenthalt genannt.

Von den Befragten gaben 18,5 % an, bereits Anfragen zur Teilnahme an neuen Versorgungsformen erhalten zu haben.

Trotz des erkennbar hohen Interesses an innovativen Versorgungsformen ist es 67,6 % der Befragten wichtig, die Psychotherapie grundsätzlich im Kollektivvertrag zu belassen.

Eine freie Vertragsgestaltung zwischen Psychotherapeuten und Kostenträgern befürworten sogar nur 9,6 %.

Besonders hoch, so die Autoren, sei die Ablehnung freier Vertragsverhandlungen in Berlin mit der höchsten Psychotherapeutendichte. Sie interpretieren dies als eventuelle „[...] Sorgen angesichts eines kapitalorientierten Konkurrenzkampfes“ (Lubisch; Enzian, 2008, S. 181).

34,9 % berichten sogar eine grundlegende Bereitschaft, aktiv an der Entwicklung neuer Modellprojekte im Vertragsbereich mitzuarbeiten.

Darüber hinaus erscheinen noch folgende Daten versorgungsrelevant sowie strategisch bedeutsam und daher berichtenswert:

69,8 % der Teilnehmer befürworten eine zentrale Anlaufstelle für Informationen und Beratung bezüglich Psychotherapie, 71,4 % sind bereit, einmal im Monat einen Termin für ein Erstgespräch freizuhalten, wenn es von einer solchen zentralen Stelle vergeben werden würde.

Die kapazitätsstarke und damit besonders versorgungsrelevante Gruppentherapie würden 39,3 % in größerem Umfang erbringen, wenn die hierfür vorzuleistende Bürokratie reduziert würde.

Eine Menge von maximal 29 geleisteten Stunden genehmigter Psychotherapieleistungen wöchentlich geben 71,6 % der Befragten an. Lediglich 5 % berichten 36 und mehr Stunden genehmigter Psychotherapieleistungen wöchentlich.

4.2 SWOT-Analyse

Schneck (2007) bezeichnet die SWOT-Analyse als gängiges Instrument der strategischen Planung (Management-Technik). Es handelt sich dabei um ein aus einer internen Analyse (Stärken/Schwächen) und einer externen Analyse (Chancen/Risiken) zusammengesetztes Portfolio mit dem Ziel, die unternehmenseigene strategische Position zu klären und daraus strategische Optionen zu entwickeln. Hierfür können Normstrategien beschrieben werden (vgl. Kerth; Asum, 2008):

- SO-Strategien (Wahrnehmung der Chancen unter Einsatz der Stärken)
- ST-Strategien (Stärken ausnutzen, um Risiken auszugleichen)
- WO-Strategien (Abbau von Schwächen, um Chancen zu nutzen)
- WT-Strategien (Schwächen abbauen, um Risiken zu reduzieren)

Die Erstellung einer SWOT-Analyse als Instrument der strategischen Planung kann in Analogie zu Unternehmen auch der Berufsgruppe der Psychotherapeuten empfohlen werden. Sie dient dann der Bewertung der Chancen und Risiken der Berufsgruppe mit ihren Stärken und Schwächen im Vertragswettbewerb. Das Vorgehen zur Erstellung einer SWOT-Analyse stellt Abbildung 4.1 dar.

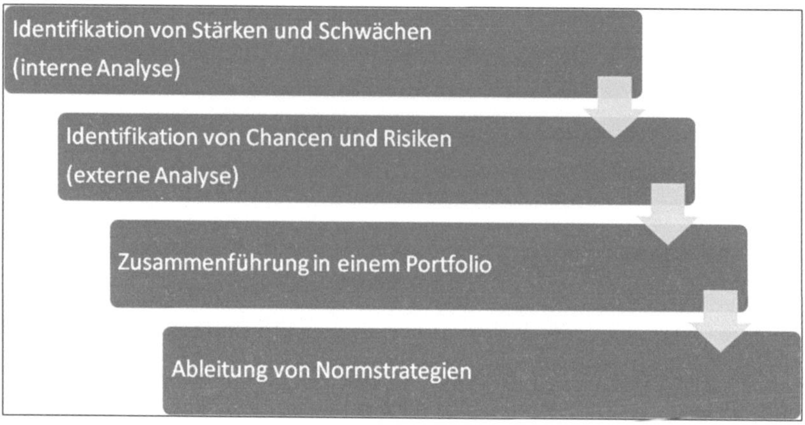

Abb. 4.1: Schematisierter Ablauf zur Erstellung einer SWOT-Analyse

Entsprechend werden die für eine SWOT-Analyse erforderlichen internen und externen Faktoren aus dieser Arbeit zunächst identifiziert und in Tabelle 4.1 und 4.2 zusammengestellt, um dann in einem nächsten Schritt in Tabelle 4.3 zu einem Portfolio zusammengesetzt zu werden. Die Betrachtung von Tabelle 4.1 und 4.2 macht schon bei oberflächlicher Inspektion deutlich: Es sind gute Stärken der Psychotherapeuten zu beobachten, die Schwächen sind in der Anzahl gering, die Chancen sind vielfältig, jedoch gibt es auch besonders viele Risiken zu beachten.

Tabelle 4.1: Erster Schritt der SWOT-Analyse: interne Analyse (Stärken und Schwächen) für die Berufsgruppe der Psychotherapeuten, abgeleitet aus dieser Arbeit

Stärken	Schwächen
§ 28 Abs. 3 SGB V grenzt Marktzugang ab, ebenso die hohen Qualifikationshürden nach PsychThG, Pth-RL, PTh-V, BÄO, ÄApprO, Ärzte-ZV	Geringe Erfahrung mit Vernetzung und Vertragsabschlüssen, also „junge“ Netze ohne professionelle Managementstrukturen
Psychotherapie kann über Leitlinienorientierung, Benchmarking etc. in Verträgen als transparent und qualitativ hochwertig erbracht werden	Tiefenpsychologische und analytische Psychotherapie sind relativ teuer und dauern länger
Psychotherapie ist nachweislich kostensenkend	ÄP und KJP: überwiegende Anzahl tiefenpsychologischer und analytischer Behandler

Tabelle 4.1: Fortsetzung

Stärken	Schwächen
Verhaltenstherapie ist relativ kostengünstig und dauert weniger lang	Konservative Haltung, wenig Wettbewerbsgeist
PP: überwiegende Anzahl verhaltenstherapeutischer Behandler (83%)	
Psychotherapeuten können Rolle des Fallmanagers übernehmen	
Verschiedene Therapieverfahren können verschiedenen Patientengruppen passgenau zugewiesen werden (differenzielle Indikationsmöglichkeit)	

Tabelle 4.2: Zweiter Schritt der SWOT-Analyse: externe Analyse (Chancen und Risiken) für die Berufsgruppe der Psychotherapeuten, abgeleitet aus dieser Masterthesis

Chancen	Risiken
Unterversorgung mit Psychotherapie	Beseitigung von Fehlversorgung mit Psychotherapie (durch angebotsinduzierte Nachfrage) kann die Psychotherapeuten spalten (TP/AP vs. VT)
Hohe direkte und indirekte Kosten psychischer Erkrankungen (steigende Fallzahlen, Arbeitsunfähigkeitstage, Krankengeldtage, Krankenhaustage durch psychische Erkrankungen)	Wettbewerb der Krankenkassen um Versicherte mittels kurzfristiger Kostendämpfung (Insolvenzfähigkeit), was zu mangelndem Interesse am Vertragsabschluss führen könnte
Wettbewerb der Krankenkassen um Versicherte mittels innovativer Verträge	Behandler haben keinen gesetzlichen Anspruch auf Vertragsabschluss
Wettbewerb der Krankenkassen um zahlenmäßig begrenzte Behandler	Interesse der Krankenkassen an Kapazitätserweiterung und damit künftiger Erleichterung des Zugangs für nicht kassenzugelassene Behandler (Wettbewerber)
Aktives Gestalten von Vertragsbedingungen (Honorare, Leistungserbringung)	Pauschalierung von Honoraren und damit Rückübertragung der Morbiditätsrisiken auf die Behandler
Erringen von Pioniergewinnen	Bereinigung der Gesamtvergütung
Vereinbarung erfolgsorientierter Vergütungsanteile	Leistungen des Fallmanagements werden nicht oder zu gering vergütet bzw. der Leistungsumfang wird unterschätzt

Tabelle 4.2: Fortsetzung

Chancen	Risiken
Vereinbarung von Add-on-Vergütungen	Destruktive Veränderung der therapeutischen Beziehung durch Zeitdruck
Aufwertung der Bedeutung von Psychotherapeuten im Gesundheitswesen (Gleichstellung mit Ärzten)	Therapiefremde Kriterien für Patientenselektion, z. B. vertragliche Verpflichtung, ein Mindestkontingent zu leisten
Von Psychotherapeuten positiv bewertete fach- und sektorenübergreifende Kooperationen werden möglich	Erfolgsorientierte Vergütungsanteile hängen nicht nur von der eigenen Leistung ab, auch von Patientencompliance, dessen Funktionsniveau, Komorbidität, sozialem Netz etc.
Verbesserung der Versorgung, besonders für schwerer psychisch Kranke	Begrenzte Vertragsdauern und Kündigungsmöglichkeiten
Reduzierung einer Kontrollbürokratie kann verhandelt werden	Reduzierung der Therapiefreiheit durch Manualisierung der Psychotherapie
	Mehrarbeit/Zusatzleistungen
	Kontrollbürokratie wird auf Druck der Kassen ausgeweitet
	Leistungsbegrenzung
	Aushöhlung des Kollektivvertrags
	Einschränkung von freier Behandlerwahl
	Einschränkung des Erstzugangsrechts
	Honorarverlust

Tabelle 4.3: Dritter und vierter Schritt der SWOT-Analyse: Zusammenfügen von interner und externer Analyse zu einem Portfolio mit Konkretisierung entsprechender Normstrategien

SWOT-Analyse	Chancen	Risiken
Stärken	• Kassenzugelassene Psychotherapeuten (§ 28 Abs. 3 SGB V) können als einzige Berufsgruppen aktiv an der Beseitigung der Unterversorgung mit Psychotherapie mitwirken • Die nachgewiesene kostensenkende Wirkung von Psychotherapie ist sehr gut geeignet, mittel- und langfristig die direkten und indirekten Kosten psychischer Erkrankungen zu senken • Besonders verhaltenstherapeutische Behandler (also in der Mehrzahl Psychologische Psychotherapeuten) werden hiervon profitieren können • Krankenkassen können durch Verträge mit Psychotherapeuten ihre Attraktivität für Versicherte steigern • Psychotherapeuten können über Qualitätsvereinbarungen, z. B. zu Leitlinienorientierung, durch Behandlungspfade, transparente und hochwertige Leistungen anbieten, um Add-on-Vergütungen oder erfolgsorientierte Vergütungsanteile zu vereinbaren (Pioniergewinne) • Besonders Vereinbarungen zum Fallmanagement durch Psychotherapeuten kann die Position der Berufsgruppe im Gesundheitswesen festigen • Psychotherapeuten können in dieser Funktion die Versorgung (schwer) psychisch Kranker verbessern • Über vertraglich zugesicherten bevorzugten Zugang zu Psychotherapie für Versicherte sowie vertraglich zugesicherte Qualität und Evaluation kann Reduzierung von Kontrollbürokratie gesteuert werden	• Als Vertragspartner können Psychotherapeuten aktiv an Beseitigung von Fehlversorgung mitwirken • Kurzfristige Investitionen der Krankenkassen in Verträge mit Psychotherapeuten können durch begleitende Evaluation der Kostensenkung motiviert werden • Abschluss von Verträgen zwischen Krankenkassen und Psychotherapeuten kann ein einheitliches Einwirken der Krankenkassen auf die Politik begrenzen, auch Wettbewerbern den Marktzugang zu ermöglichen (Kapazitätserweiterung durch Gesetzesänderung SGB V) • Verträge zur Psychotherapie allgemein, ohne Fokus auf Verfahren, kann Spaltung der Berufsgruppe an den Therapieschulen verhindern • Pauschalierung von Honoraren nur unter Berücksichtigung aller zu erbringender Leistungen (Therapie, Fallmanagement, Dokumentation, Zusatzpflichten) → Transaktionskosten nicht unterschätzen • Fachliche Standards in den Verträgen vereinbaren, die zentrale Elemente der Psychotherapie schützen (Beziehung, Prozess u. a.) und den Krankenkassen Qualität zusichern • Add-on-Verträge mindern Verluste durch Bereinigung und lassen den Kollektivvertrag intakt • Absicherung von Leistungen des Kollektivvertrags im Anschluss an begrenzte selektivvertragliche Leistungen, z. B. Richtlinientherapie nach vertraglicher Kurzintervention → Ausschluss nicht akzeptieren, Ausnahme: volle Sicherstellung im Selektivvertrag • Bestand von Erstzugangsrecht, freier Behandlerwahl und Therapiefreiheit vertraglich absichern

Tabelle 4.3: Dritter und vierter Schritt der SWOT-Analyse: Zusammenfügen von interner und externer Analyse zu einem Portfolio mit Konkretisierung entsprechender Normstrategien

SWOT-Analyse	Chancen	Risiken
Schwächen	• Pioniergewinne können in den Aufbau von professionellen Managementstrukturen reinvestiert werden • Gerade in der „Pionierzeit" können „junge" Netze von Psychotherapeuten den Krankenkassen mit innovativen Konzepten konstruktiv gegenübertreten (Kontrast zu vielen arrivierten Arztnetzen, die Krankenkassen anfangs oft „alten Wein in neuen Schläuchen" für Zusatzhonorar angeboten hätten, Quelle: Leiter der Vertragsabteilung einer großen Krankenkasse gegenüber dem Autor 2009) • Erfolgsorientierte Vergütung besonders für die zeit- und kostenintensiveren tiefenpsychologischen und analytischen Verfahren anbieten, um Bedenken der Krankenkassen gegenüber solchen Leistungen zu zerstreuen	• Tiefenpsychologische und analytische Behandler können ihre besonderen Kompetenzen für Langzeitbehandlungen indikationsgesteuert in Verträge einbringen, sodass Fehlversorgung zielgenau durch Lenkung beseitigt wird, z. B. Behandlung von Persönlichkeitsstörungen, → kurzfristige Strategie zur Vermeidung von Spaltung der Berufsgruppe entlang der Therapieschulen • Tiefenpsychologische und analytische Behandler können für Vertragsabschlüsse besonders zeit- und kosteneffiziente Methoden entwickeln, beforschen und nutzen, z. B. Fokaltherapie, Interpersonale Therapie, → mittel- und langfristige Strategie zur Vermeidung von Spaltung der Berufsgruppe entlang der Therapieschulen • Gerade für erste Vertragsabschlüsse kann die Dienstleistung einer Managementgesellschaft für Verhandlung, Abschluss und Abrechnung von Verträgen sinnvoll genutzt werden, z. B. die KVWL Consult in Westfalen-Lippe, um grobe Anfängerfehler zu vermeiden • Förderung von Innovationen und Entwicklung von Wettbewerbsgeist, um Krankenkassen für Vertragsabschlüsse zu gewinnen

Beispielhaft soll aus der umfassenden Analyse für jede Normstrategie ein Beispiel benannt werden, um die Bedeutung der strategischen Planung für Psychotherapeuten im Vertragswettbewerb zu verdeutlichen.

SO-Strategie (Wahrnehmung der Chancen unter Einsatz der Stärken):

„Die nachgewiesene kostensenkende Wirkung von Psychotherapie ist sehr gut geeignet, mittel- und langfristig die direkten und indirekten Kosten psychischer Erkrankungen zu senken."

Hier können Psychotherapeuten passgenau Lösungen für Probleme möglicher Vertragspartner anbieten. Diese Stärke sollte unbedingt eingesetzt werden, um ggf. Chancen zum Vertragsabschluss zu nutzen. Nach Angaben von Werthern (2009a) geht die Kassenärztliche Bundesvereinigung davon aus, das 2015 nur noch 42 % der Einnahmen aus ambulanter Behandlung dem Kollektivvertrag entstammen werden, während dieser Anteil für 2010 noch auf 55 % geschätzt wird. Zur Vermeidung existenzbedrohlicher Einkommensverluste sei eine Kompensation aus Selektivverträgen erforderlich. Die Bedeutung dieser Strategie kann also sehr groß sein.

ST-Strategie (Stärken ausnutzen, um Risiken auszugleichen)

„Abschluss von Verträgen zwischen Krankenkassen und Psychotherapeuten kann ein einheitliches Einwirken der Krankenkassen auf die Politik begrenzen, auch Wettbewerbern den Marktzugang zu ermöglichen (Kapazitätserweiterung durch Gesetzesänderung SGB V)."

Bisher sind die Vertragspartner der Krankenkassen für Selektivverträge nach §§ 73 c und 140 b SGB V auf kassenzugelassene Leistungserbringer beschränkt. Die Krankenkassen könnten an einem Anbieterwettbewerb interessiert sein und daher mit ihrer politischen Lobbyarbeit eine Gesetzesänderung anzielen, die z. B. nicht kassenzugelassenen, jedoch approbierten Behandlern den Zugang zum Leistungsmarkt ermöglicht. Wenn Psychotherapeuten sich jetzt im Vertragsabschluss als offene, kompetente und verlässliche Partner zeigen, könnten sie Krankenkassen dazu motivieren, an einer Fortsetzung der Vertragspartnerschaft interessiert zu sein und eine Öffnung des Marktzugangs nicht geschlossen politisch zu betreiben.

WO-Strategie (Abbau von Schwächen, um Chancen zu nutzen)

„Pioniergewinne können in den Aufbau von professionellen Managementstrukturen reinvestiert werden."Mittel- bis langfristig steigt der Aufwand für Management und Administration von Verträgen und Netzen. Werthern (2009b, S. 120) weist darauf hin, dass dies nicht dauerhaft „in den Abendstunden nach einem anstrengenden Praxisalltag" von „Gründerpersönlichkeiten" zu leisten ist. So seien Vorlaufkosten von Verträgen zu finanzieren, Verträge zu verhandeln, abzuschließen und zu verwalten, Daten auszuwerten und Controlling-Aufgaben wahrzunehmen, Ärzte nach außen zu vertreten sowie Kooperationen mit Kliniken und nichtärztlichen Leistungserbringern zu vereinbaren. Psychotherapeuten tun also gut daran, Pioniergewinne in Netzwerkorganisation und Managementstrukturen zu investieren. Nur so ist eine professionelle Vertragspartnerschaft auf Dauer zu gewährleisten. Dies mag zu Beginn nicht erkennbar sein, mit Zunahme von Selektivverträgen oder Komplexitätszunahme von Verträgen sind Psychotherapeuten und ihre Netze oder Verbünde jedoch schnell in einer Wachstumskrise, die durch kluge Vorwegnahme verhindert werden kann.

WT-Strategie (Schwächen abbauen, um Risiken zu reduzieren)

„Förderung von Innovationen und Entwicklung von Wettbewerbsgeist, um Krankenkassen für Vertragsabschlüsse zu gewinnen." Entsprechend dem Wortlaut der §§ 73 c und 140 a SGB V „können" Krankenkassen Verträge zur Integrierten Versorgung und zur besonderen ambulanten ärztlichen Versorgung abschließen, sie müssen aber nicht. Mit der Insolvenzfähigkeit der Krankenkassen steigt der Druck für diese, ihre Ausgaben wohlüberlegt zu tätigen. Dieselben Leistungen wie im Kollektivvertrag einzukaufen, und dafür noch extrabudgetär Add-on-Vergütungen zu zahlen, ist nicht im Sinne der Krankenkassen, auch wenn die konservativ anmutenden Psychotherapeuten dies zumindest teilweise wünschen (vgl. Kap. 4.1). Nach Eble (2009, S. 11) sehen Krankenkassen Leistungserbringer unter eigenem Kostendruck vielmehr als „[...] Vertragspartner, der die Qualität, die Effizienz und die Ökonomie seiner Leistung belegen muss." Psychotherapeuten würden daher sicher gut daran tun, innovative Verträge zu entwickeln und diese in Qualität, Effizienz und Ökonomie mit Wettbewerbsgeist weiter zu entwickeln. Für andere Vorhaben werden die Krankenkassen mittel- und langfristig kein Geld ausgeben wollen. Verbleiben die Psychotherapeuten strategisch bei konservativen Vertragskonzepten, ist die Abschlussbereitschaft der Krankenkassen anzuzweifeln.

Eine Situationsanalyse und Bewertung wie die eingangs geschilderte SWOT-Analyse kann in einer konkreten Vorbereitung innovativer Versorgungsverträge nicht einfach übernommen werden. Vielmehr müssen Managementtechniken, Planungs- und Strategiewerkzeuge in ihrer Nutzung immer zielgenau der jeweiligen Situation angepasst werden, die konkrete Situation muss erfasst werden und mit den individuellen Bewertungen der jeweils Verträge anstrebenden Psychotherapeuten versehen werden. Ein kleines lokales Netz ist in einer anderen Situation als viele gebündelte Netze in einer landesweiten Genossenschaft. Werden Verträge mit gemischter psychotherapeutischer und körpermedizinischer Beteiligung angestrebt, wird dies zu anderen Bewertungen führen als bei einem nicht gemischten Netz von Psychotherapeuten. Einfache psychotherapeutische Add-on-Verträge erfordern weniger Vorbereitung als komplexe integrierte Versorgungsverträge mit fächer- und sektorenübergreifenden Schnittstellen, z. B. unter Beteiligung von Krankenhäusern. Vor diesem Hintergrund ist die SWOT-Analyse in dieser Arbeit wie folgt zu verstehen:

Einerseits werden zentrale Aspekte des Vertragswettbewerbs für Psychotherapeuten im deutschen Gesundheitswesen und spezifische psychotherapeutische Bewertungen gebündelt vorgelegt, andererseits sind diese vor dem Hintergrund zukünftiger Fakten und Bewertungen von vertragsanstrebenden Psychotherapeuten im Lichte der jeweils konkreten Situation und konkreter strategischer Interessen zu relativieren.

5 Zusammenfassung

In dieser Literaturarbeit wurde untersucht, ob die innovativen Versorgungsformen Wettbewerbschancen für Psychotherapeuten bieten und welcher Art diese sind. Es wurde folgende Frage gestellt:

Kann man der Berufsgruppe der Psychotherapeuten die Nutzung innovativer Versorgungsformen empfehlen?

Um hierauf gesundheitsökonomisch fundierte Antworten zu geben, wurde zunächst die Berufsgruppe der Psychotherapeuten mit ihren berufs- und sozialrechtlichen Spezifika herausgearbeitet. Als Psychotherapeuten im Sinne dieser Publikation konnten Psychologische Psychotherapeuten, Kinder- und Jugendlichenpsychotherapeuten und Ärztliche Psychotherapeuten benannt werden. Dann wurden die Unterversorgung mit Psychotherapie und die hohen Kosten psychischer Erkrankungen als Versorgungsprobleme dargestellt, die Psychotherapeuten für Krankenkassen zu interessanten Vertragspartnern mit Stärken und Schwächen machen. Im Anschluss an eine Einführung wettbewerbstheoretischer Grundlagen wurden die Besonderheiten des Wettbewerbs in der gesetzlichen Krankenversicherung umrissen und Wettbewerbsfelder abgeleitet.

Chancen im Wettbewerb konnten für Psychotherapeuten im Leistungsmarkt von Leistungserbringern und Krankenkassen verortet werden, also im Vertragswettbewerb. Entsprechend waren daraufhin innovative Versorgungsformen in ihren rechtlichen Grundlagen vorzustellen und die Integrierte Versorgung sowie die besondere ambulante ärztliche Versorgung wurden, als für Psychotherapeuten relevante Versorgungsformen im Sinne dieser Arbeit ausgewählt. Die bisherige Nutzung dieser Versorgungsformen durch Selektivverträge im deutschen Gesundheitswesen wurde dann analysiert. Bezüglich der Integrierten Versorgung waren umfassende Daten zu Häufigkeit, Inhalten, teilnehmenden Versicherten und Vergütungsvolumina zugänglich. Für die besondere ambulante ärztliche Versorgung waren erheblich weniger Daten verfügbar. Die exemplarische Vorstellung dreier Selektivverträge mit psychotherapeutischer Beteiligung ermöglichte, detailliertere Informationen über diese Versorgungsformen zu gewinnen und die innewohnenden Chancen und Risiken zu explorieren. Bezogen auf Psychotherapeuten im

Vertragswettbewerb wurden abschließend deren strategische Interessen herausgearbeitet und mit den Erkenntnissen der vorherigen Kapitel zu einer umfassenden SWOT-Analyse zusammengefügt, die eine Beantwortung der Eingangsfrage erlaubt.

Angesichts guter Stärken der Psychotherapeuten, begrenzter Schwächen und zahlreicher Chancen komme ich zu dem Schluss, dass Psychotherapeuten die Nutzung innovativer Versorgungsformen grundsätzlich empfohlen werden kann. Die zahlreichen Risiken sollten allerdings unbedingt „in Schach gehalten" werden. Die Verwendung eines Instruments der strategischen Planung, einer SWOT-Analyse, ließ erkennen, wie wichtig die gute Vorbereitung beim Abschluss von Selektivverträgen ist. Psychotherapeutische Behandlungskompetenz alleine wird zum Erreichen zufriedenstellender Vertragsabschlüsse nicht genügen. Ergänzend sind juristisches Wissen, ökonomische Kenntnisse und die gezielte Anwendung von Managementwerkzeugen, z. B. Planungs- und Entscheidungstechniken, zu befürworten. Gegebenenfalls kann vor Ort eine initiale Beratung zu Marketing-Fragen (Netzphilosophie, Corporate Identity, Markenbildung, etc.) hilfreich sein.

Anhang

Abkürzungsverzeichnis

1. NOG	1. GKV-Neuordnungsgesetz
ÄApprO	Ärztliche Approbationsordnung
ÄP	Ärztliche Psychotherapeuten
Ärzte ZV	Zulassungsverordnung für Vertragsärzte
Abb.	Abbildung
ADHS	Aufmerksamkeitsdefizit-Hyperaktivitätsstörung
ADS	Aufmerksamkeits-Defizitstörung
AG	Arbeitsgemeinschaft
AOK	Allgemeine Ortskrankenkasse
AP	Analytische Psychotherapie
BÄO	Bundesärzteordnung
BKK	Betriebskrankenkasse
BKK FTE	Betriebskrankenkasse der FTE Automotive GmbH
DAK	Deutsche Angestellten-Krankenkasse
DGVT	Deutsche Gesellschaft für Verhaltenstherapie e. V.
DPtV	Deutsche Psychotherapeutenvereinigung e. V.
EBM	Einheitlicher Bewertungsmaßstab
GKV	Gesetzliche Krankenversicherung
GKV-OrgWG	Gesetz zur Weiterentwicklung der Organisationsstrukturen in der GKV
GKV-WSG	GKV-Wettbewerbsstärkungsgesetz
GMG	Gesundheitsmodernisierungsgesetz
ICD-10	International Statistical Classification of Diseases and Related Health Problems (dt.: Internationale statistische Klassifikation von Krankheiten und verwandten Gesundheitsproblemen)

IGES	Institut für Gesundheits- und Sozialforschung
IKK	Innungskrankenkasse
IV	Integrierte Versorgung
HIV	Humanes Immundefizienz-Virus
HVV	Honorarverteilungsvertrag
KBV	Kassenärztliche Bundesvereinigung
K.I.S.S.	Vertrag zur Förderung eines konsequenten Infektionsscreenings in der Schwangerschaft
KJP	Kinder- und Jugendlichenpsychotherapeuten
KV(en)	Kassenärztliche Vereinigung(en)
KVWL	Kassenärztliche Vereinigung Westfalen-Lippe
Morbi-RSA	Morbiditätsorientierter Risikostrukturausgleich
PDF	Portable Document Format
PP	Psychologische Psychotherapeuten
PsychThG	Psychotherapeutengesetz
Pth-RL	Psychotherapie-Richtlinie
Pth-V	Psychotherapie-Vereinbarung
QZV	Qualitätsgebundene Zusatzvolumina
RLV	Regelleistungsvolumina
SGB	Sozialgesetzbuch
SWOT	Strengths Weaknesses Opportunities Threats
Tab.	Tabelle
TK	Techniker Krankenkasse
TP	Tiefenpsychologische Psychotherapie
VPP	Verband Psychologischer Psychotherapeutinnen und Psychotherapeuten im BDP e.V.
VT	Verhaltenstherapie

Literaturverzeichnis

Arbeitskreis „Psychotherapie und Psychosomatik für Erwachsene" (Hg.) (2008): *Psychosoziale Versorgung von Erwachsenen in der Stadt Aachen. Bestand und Bedarf.* http://www.aachen.de/de/stadt_buerger/gesundheit/psag/fortschreibung_ak_psychotherapie_psychosomatik_2007.pdf (16.07.2010).

Bahr, Daniel (2008): *Wettbewerb bringt auch im Gesundheitswesen die besseren Ergebnisse.* In: Schumpelick, Volker (Hg.): Medizin zwischen Humanität und Wettbewerb. Probleme, Trends und Perspektiven; Beiträge des Symposiums vom 27. bis 30. September 2007 in Cadenabbia. Orig.-Ausg. Freiburg, Br., Basel, Wien: Herder, S. 361–386.

Ballast, Thomas (2010): *Über-, Unter- und Fehlversorgung bei psychisch Kranken.* Psychotherapie Aktuell, 2 (2), S. 8–9.

Bergdolt, Klaus (2008): *Humanität, Wettbewerb und das medizinische System – Historische Akzente und aktuelle Probleme.* In: Schumpelick, Volker (Hg.): Medizin zwischen Humanität und Wettbewerb. Probleme, Trends und Perspektiven; Beiträge des Symposiums vom 27. bis 30. September 2007 in Cadenabbia. Orig.-Ausg. Freiburg, Br., Basel, Wien: Herder, S. 17–33.

Best, Dieter (2004): Wo liegt die Belastungsgrenze von Psychotherapeuten? Ergebnis einer Auswertung von Frequenzstatistiken psychotherapeutischer Praxen. Psychotherapeutische Praxis, 4, S. 86–89.

Börsch-Supan, Axel (2007): *Nachfrageseitiger Wettbewerb im Gesundheitswesen. Mannheim Research Institute for the Economics of Aging.* (MEA discussion papers). http://www.mea.uni-mannheim.de/publications/meadp_130-07.pdf (16.07.2010).

BQS Register 140 d (2010): Gemeinsame Registrierungsstelle zur Unterstützung der Umsetzung des § 140 d SGB V. http://www.bqs-register140d.de (24.02.2011).

Braun, Bernard (2006): *Theorie und Empirie der Steuerung der Inanspruchnahme von Gesundheitsleistungen.* Verhaltenstherapie und psychosoziale Praxis, H. 4. http://www.dgvt.de/119.html?&L=0&tx_ttnews[year]=2007&tx_ttnews[month]=04&tx_ttnews[day]=24&tx_ttnews[tt_news]=717&tx_ttnews[backPid]=119&cHash=50210b2caa (19.01.2011).

Braun, Günther E.; Schumann, André; Güssow, Jan (2009): *Bedeutung innovativer Versorgungsformen und grundlegende Finanzierungs- und Vergütungsaspekte: Einführung und Überblick über die Beiträge.* In: Braun, Günther E.; Güssow, Jan; Schumann, André; Heßbrügge, Georg (Hg.): Innovative Versorgungsformen im Gesundheitswesen. Konzepte und Praxisbeispiele erfolgreicher Finanzierung und Vergütung. Köln: Deutscher Ärzte-Verlag, S. 3–20.

Bühring, Petra (2003): *Mangel an Therapieplätzen.* In: Deutsches Ärzteblatt (PP), H. 7, S. 303–305.

Bundespsychotherapeutenkammer (Hg.) (2006): *Stellungnahme der Bundespsychotherapeutenkammer zum Gesetzentwurf der Fraktionen der CDU/CSU und SPD* „Entwurf eines Gesetzes zur Stärkung des Wettbewerbs in der Gesetzlichen Krankenversicherung (GKV-Wettbewerbsstärkungsgesetz – GKV-WSG)". http://www2.bptk.de/uploads/061103_stellungnahme_gkv_wsg.pdf (25.07.2010).

Bundespsychotherapeutenkammer (Hg.) (2008): *Depression: Fehl- und Unterversorgung in der ambulanten Behandlung.* (BPtK-Spezial). http://www2.bptk.de/uploads/bptk_spezial_morbi_rsa.pdf (01.08.2010).

Bundespsychotherapeutenkammer (Hg.) (2010a): *Web-Bericht: 16. Deutscher Psychotherapeutentag in Berlin.* http://www2.bptk.de/uploads/100518_webbericht_16_dpt.pdf (14.06.2010).

Bundespsychotherapeutenkammer (Hg.) (2010b): *Defizite der psychotherapeutischen Versorgung.* http://www.bptk.de/psychotherapie/zahlen_fakten/89070.html (19.06.2010).

Bürger, Wolfgang (2009): *PsychotherapeutInnen (PP und KJP) in den neuen Versorgungsformen (MVZ, IV, DMP) – eine Analyse der Situation, Perspektiven und Handlungsoptionen. Expertise im Auftrag der DGVT.* http://www.dgvt.de/fileadmin/user_upload/Dokumente/ExpertisefertigBuerger-22-01-09.pdf (25.07.2010).

Cassel, Dieter; Ebsen, Ingwer; Greß, Stefan; Jacobs, Klaus; Schulze, Sabine; Wasem, Jürgen (2006): *Weiterentwicklung des Vertragswettbewerbs in der gesetzlichen Krankenversicherung. Vorschläge für kurzfristig umsetzbare Reformschritte. Gutachten im Auftrag des AOK-Bundesverbandes.* Herausgegeben von Wissenschaftliches Institut der AOK. http://wido.de/fileadmin/wido/downloads/pdf_gesundheitssystem/wido_ges_gutachten_2_1006.pdf (21.06.2010).

Cassel, Dieter; Ebsen, Ingwer; Greß, Stefan; Jacobs, Klaus; Schulze, Sabine; Wasem, Jürgen (2008): *Vertragswettbewerb in der GKV. Möglichkeiten und Grenzen vor und nach der Gesundheitsreform der Großen Koalition.* Herausgegeben von Wissenschaftliches Institut der AOK. Berlin. http://wido.de/fileadmin/wido/downloads/pdf_publikationen/wido_ges_vertragswettbewerb-gkv2008_0209.pdf (21.06.2010).

Clark, J. M. (1940). *Toward a Concept of Workable Competition.* **The American Economic Review, Band (30), S. 241–256.**

Deppe, Hans-Ulrich (1997): Wettbewerb im Gesundheitswesen: Ökonomische Grenzen und ethische Fragen. In: systhema, H. 11 (1), S. 31–41.

Deutsche Psychotherapeutenvereinigung (2009): *Vertrag zur integrierten Versorgung nach § 140 a SGB V.* http://www.deutschepsychotherapeutenvereinigung.de/fileadmin/lg/d-lg-datei-download/Niedersachsen/IV_Vertrag_ARC_-_DPtV_Wob_BSSZEmden.pdf (20.03.2011).

Deutsche Psychotherapeutenvereinigung (Hg.) (2010): *Interview mit Dr. Andreas Köhler, Vorstandsvorsitzender der Kassenärztlichen Bundesvereinigung.* Bundesmitgliederbrief DPtV, 2. http://www.deutschepsychotherapeutenvereinigung.de/fileadmin/main/g-datei-download/News/2010/BMB_2-2010-Koehler_Interview.pdf (20.06.2010).

Dezernat Vergütung, Gebührenordnung und Morbiditätsorientierung der KBV (2010): *Honorarreform. Rückblick und Ausblick.* Berlin: Kassenärztliche Bundesvereinigung.

Dikomey, Helmut (2008): *Praxisbericht Psychotherapie: Arbeitsbelastung und Honorargerechtigkeit.* http://www.bdp-niedersachsen.de/verband/Arbeitsbelast.u.Honorargerechtigkeit.Dikomey.Juni08.pdf (15.07.2010).

Dörning, Hans (2010): *Psychische Erkrankungen - Volkskrankheiten des 21. Jahrhunderts? Erkenntnisse und neue Daten aus der stationären Versorgungsanalyse.* Psychotherapie Aktuell, 2 (2), S. 3–5.

Eble, Susanne (2009): *Das Gesundheitswesen im Wandel.* In: Hellmann, Wolfgang; Eble, Susanne (Hg.): Gesundheitsnetzwerke initiieren. Kooperationen erfolgreich planen. 1. Aufl. Berlin: Med. Wiss. Verl.- Ges., S. 3–25.

Engelhardt, Claudia; Trotzewitz, Sabine (2002): *Fragen zur Gesundheitsversorgung in Deutschland. Wie wird über die Finanzierung neuer Versorgungsformen und die Aufnahme neuer Maßnahmen in den Leistungskatalog der gesetzlichen Krankenversicherung entschieden* (Rolle des Bundesausschusses der Ärzte und Krankenkassen)? Parlamentarischer Beratungs- und Gutachterdienst des Landtags NRW. http://www.landtag.nrw.de/portal/WWW/GB_I/I.5/PBGD/Archiv_Veroeffentlichungen_der_13.WP/Gesundheit/II_Versorgungsformen_und_III_Personalausbildg,_Jun2002.pdf (10.07.2010).

Gerst, Thomas; Gieseke, Sunna (2009): *Aus zwei wird eins.* 15. Deutscher Psychotherapeutentag. Deutsches Ärzteblatt (PP), H. 12, S. 535–538.

Gerster, Florian; Afheldt, Heik; Braun, Dagmar; Föhr, Horst; Fröhlich, Edmund; Kellner, Anna Maria (2008): *Wachstum und Gesundheit. Chancengleichheit, Wettbewerb und Konsumentensouveränität;* Thesenpapier des Managerkreises der Friedrich-Ebert-Stiftung. 1. Aufl. Berlin: Friedrich-Ebert-Stiftung Stabsabt.

Gesundheitspolitischer Informationsdienst (2009): *Chimäre Wettbewerb. Kritische Anmerkung über ein zentrales Element der GKV-Struktur.* Verhaltenstherapie und psychosoziale Praxis, Jg. 41 (2) Rosa Beilage, S. 14–17. http://www.dgvt.de/gesundheitsreform2006.html?&tx_ttnews[year]=2009&tx_ttnews[month]=06&tx_ttnews[day]=04&tx_ttnews[tt_news]=2066&tx_ttnews[backPid]=75&cHash=7845a448bc (21.06.2010).

Grawe, Klaus; Donati, Ruth; Bernauer, Friederike (2001): *Psychotherapie im Wandel. Von der Konfession zur Profession.* 5., unveränd. Aufl., Göttingen: Hogrefe.

Grobe, Thomas; Dörning, Hans (2009): *Gesundheitsreport der Techniker Krankenkasse mit Daten und Fakten zu Arbeitsunfähigkeiten und Arzneiverordnungen.* Schwerpunktthema Gesundheit von Beschäftigten in Zeitarbeitsunternehmen; [Auswertungen 2009 Arbeitsunfähigkeiten und Arzneiverordnungen]. Veröffentlichungen zum betrieblichen Gesundheitsmanagement der TK, 21, Hamburg: Techniker Krankenkasse.

Grothaus, Franz-Josef (2009): *Entwicklung der integrierten Versorgung in der Bundesrepublik Deutschland 2004–2008.* Bericht gemäß § 140 d SGB V auf der Grundlage der Meldungen von Verträgen zur integrierten Versorgung. Datenbank-Stand: 19.10.2009. Gemeinsame Registrierungsstelle zur Unterstützung der Umsetzung des § 140 d SGB V. (Franz-Josef Grothaus). http://www.bqs-register140d.de/ (16.07.2010).

Guckelsberger, Ulli; Kronenberger, Stefan (2006): *Grundzüge der Volkswirtschaftslehre.* Lehr- und Übungsbuch. 4., aktualisierte Aufl. Ludwigshafen (Rhein): Kiehl.

Hermanns, Peter M.; Filler, Gert (2009): *EBM 2009.* Stand 1. Januar 2009, Einheitlicher Bewertungsmaßstab. mit Euro-Beiträgen auf der Grundlage des bundeseinheitlichen Orientierungspunktwertes. 1. Aufl. Heidelberg, Neckar: ecomed Verlagsgesellschaft in Verlagsgruppe Hüthig Jehle Rehm GmbH.

Institut für Gesundheits- und Sozialforschung (Hg.) (2010): *DAK-Gesundheitsreport.* http://www.presse.dak.de/ps.nsf/Show/03AF73C39B7227B0C12576BF004C8490/$File/DAK_Gesundheitsreport_2010_2402.pdf (15.06.2010).

KBV (2010a): *Grunddaten zur vertragsärztlichen Versorgung in Deutschland 2010, I.29 Struktur der Psychotherapie-Berechtigungen nach den Richtlinien-Verfahren zum 31.12.2009*, http://www.kbv.de/2394.html (14.03.2011).

KBV (2010b): *Verträge der Vertragskoordination.* http://www.kbv.de/koop/25909.html (16.03.2011).

KBV (2010c): *Vertragswerkstatt.* http://www.kbv.de/koop/8792.html (17.03.2011).

KBV (2010d): *Versorgungskonzepte der Vertragswerkstatt.* http://www.kbv.de/koop/8880.html (25.02.2011).

KBV (2010e). *AG Vertragskoordinierung.* **http:**//www.kbv.de/koop/12230.html (25.02.2011).

Kerth, Klaus; Asum, Heiko (2008): *Die besten Strategietools in der Praxis.* 3. Aufl. München: Carl Hanser Verlag.

Krones, Carsten; Rosch, Rafael; Steinau, Gerhard; Schumpelick, Volker (2008): *Medizin zwischen Humanität und Wettbewerb – die Patientensicht.* In: Schumpelick, Volker (Hg.): Medizin zwischen Humanität und Wettbewerb. Probleme, Trends und Perspektiven; Beiträge des Symposiums vom 27. bis 30. September 2007 in Cadenabbia. Orig.-Ausg. Freiburg, Br., Basel, Wien: Herder, S. 206–223.

Kühn, Hagen (2004): *Wettbewerb im Gesundheitswesen?* Westfälisches Ärzteblatt, H. 6, S. 8–10.

Kumpmann, Ingmar (2008): *Grenzen des Wettbewerbs im Gesundheitswesen.* Halle (Saale): IWH (IWH-Diskussionspapiere, Nr. 2008,1).

KVBW (2010). *Innovative Versorgung von Kindern und Jugendlichen mit ADHS/ADS.* **http:**//www.kvbawue.de/praxisalltag/neue_versorgungsformen/73c_vertraege/adhsads/ (18.03.2011).

KVWL (2010): *Rechtsquellen und Verträge.* http://www.kvwl.de/arzt/recht/kvwl/index.html (25.02.2011).

KVWL (Hg.) (2010): *Änderungen der Honorarsystematik zum 01.07.2010.* Pluspunkt Aktuell. http://www.kvwl.de/magazine/pluspunkt/ppe/ppa/pp_aktuell_2010_05.pdf (22.06.2010).

Lademann, Julia; Mertesacker, Heike; Gebhardt, Birte (2006): *Psychische Erkrankungen im Fokus der Gesundheitsreporte der Krankenkassen.* Psychotherapeutenjournal, H. 2, S. 123–129.

Landeskammer für Psychologische Psychotherapeutinnen und -therapeuten und Kinder- und Jugendlichenpsychotherapeutinnen und -therapeuten Hessen (Hg.) (2008): *Resolution der Landeskammer für Psychologische Psychotherapeutinnen und -therapeuten und Kinder- und Jugendlichenpsychotherapeutinnen und -therapeuten Hessen zur Entwicklung der Bedingungen der psychotherapeutischen Versorgung im deutschen Gesundheitswesen.* http://www.ptk-hessen.de/neptun/neptun.php/oktopus/download/217 (25.07.2010).

Lauterbach, Karl W.; Stock, Stephanie; Brunner, Helmut (2009): *Gesundheitsökonomie.* Lehrbuch für Mediziner und andere Gesundheitsberufe. 2., vollst. überarb. Aufl. Bern: Huber (Programmbereich Gesundheit).

Leidner, Ottmar (2009): *Was sich nicht rechnet, findet nicht statt. Wettbewerb im Gesundheitswesen.* Deutsches Ärzteblatt, 106, (28–29), S. 1456–1460.

Lieschke, Lothar (2009): *Finanzierung und Vergütung von Verträgen nach § 73 b und 73 c SGB V.* In: Braun, Günther E.; Güssow, Jan; Schumann, André; Heßbrügge, Georg (Hg.):

Innovative Versorgungsformen im Gesundheitswesen. Konzepte und Praxisbeispiele erfolgreicher Finanzierung und Vergütung. Köln: Deutscher Ärzte-Verlag, S. 189–199.

Löcherbach, Peter; Henrich, Theodor; Kemmer, Holger et al (1999): *Entwicklung von Indikatoren zur Bedarfsermittlung und Angebotsplanung in der ambulanten Psychotherapie.* Ergebnisse einer Studie des Zentralinstituts für die kassenärztliche Versorgung. Verhaltenstherapie und psychosoziale Praxis, Jg. 31, H. 4, S. 615–643.

Margraf, Jürgen (2005): *Psychotherapie und Gesellschaft: Eine vernachlässigte Beziehung.* Vortrag vom 05.05.2005. 4. Workshopkongress der Klinischen Psychologie in Basel. http://www.psychologie.tu-dresden.de/workshopkongress2005/hauptvortraege/margraf-hauptvortrag.pdf (25.07.2010).

Margraf, Jürgen (2009): *Kosten und Nutzen der Psychotherapie.* Eine kritische Literaturauswertung. Heidelberg: Springer.

Matzat, Jürgen (2009): *Zehn Jahre Psychotherapeutengesetz aus Sicht der Patienten: Erstzugangsrecht gut und schön, aber sind die Probleme nicht die alten?* Psychotherapeutenjournal, Jg. 8, H. 3, S. 253–257.

MEDI Verbund (2010): *Vertrag zur integrierten Versorgung von Depressionen mit der Daimler BKK.* http://www.die-telefonsprechstunde.de/seite.php?seite=560 (22.02.2011).

Nagel, Eckhard (2007): *Das Gesundheitswesen in Deutschland. Struktur, Leistung, Weiterentwicklung.* 4. Aufl. Köln: Deutscher Ärzte-Verlag.

Nübling, Rüdiger (2009): *Verankerung und Veränderung der psychotherapeutischen Versorgung seit dem Psychotherapeutengesetz – aktueller Stand und Ausblick. Psychotherapeutenjournal,* Jg. 8, H. 3, S. 239–252.

Piekenbrock, Dirk (2009): *Gabler Kompakt-Lexikon Volkswirtschaftslehre.* 4.200 Begriffe nachschlagen, verstehen, anwenden; [A-Z]. 3., vollst. überarb. und erw. Aufl. Wiesbaden: Gabler.

Pro Therapie e. V. (Hg.) (2008): *Psychotherapie in Deutschland. Versorgung, Zufriedenheit, Klima.* http://www.therapie.de/fileadmin/dokumente/therapiede_Studie_Psychotherapie_in_Deutschland_Versorgung_Zufriedenheit_Klima_2008.pdf (17.06.2010).

Psychotherapeuten Kammer NRW (2010): Vergütungsreform 2009 – Angemessene Vergütung je Zeiteinheit. http://www.ptk-nrw.de/de/mitglieder/publikationen/ptk-newsletter/archiv/ptk-newsletter-12009/verguetungsreform-2009-angemessene-verguetung-je-zeiteinheit.html (20.03.2011).

Rürup, Bert; IGES; DIW; Wille, Eberhard (2009): *Effizientere und leistungsfähigere Gesundheitsversorgung als Beitrag für eine tragfähige Finanzpolitik in Deutschland.* Forschungsvorhaben für das Bundesministerium der Finanzen. Kurz- und Zusammenfassung. Herausgegeben von IGES Institut GmbH. Berlin. http://www.bundesfinanzministerium.de/DE/Presse/Pressemitteilungen/Finanzpolitik/2009/07/20092107__PM37__Anlage1,templateId=raw,property=publicationFile.pdf (21.06.2010).

Schneck, Ottmar (2007): *Lexikon der Betriebswirtschaft.* 3.500 grundlegende und aktuelle Begriffe für Studium und Beruf. 7. Aufl. München: dtv.

Schreyögg, Georg (2008): *Organisation. Grundlagen moderner Organisationsgestaltung.* 5., vollständig überarbeitete und erweiterte Aufl. Wiesbaden: Gabler.

Schulz, Holger; Barghaan, Diana; Harfst, Timo; Koch, Uwe (2008): *Psychotherapeutische Versorgung.* Berlin: Robert-Koch-Institut (Gesundheitsberichterstattung des Bundes, 41).

Schumpelick, Volker (Hg.) (2008): *Medizin zwischen Humanität und Wettbewerb. Probleme, Trends und Perspektiven.* Beiträge des Symposiums vom 27. bis 30. September 2007 in Cadenabbia. Orig.-Ausg. Freiburg, Br., Basel, Wien: Herder.

Schütte, Ilse; Peschken, Okka; Friedrich, Hannes (2003): *Zur ambulanten psychotherapeutischen Versorgungssituation für Erwachsene und Kinder, Jugendliche in den KV-Bezirken Göttingen und Kassel. Ergebnisse einer Fragebogenerhebung bei niedergelassenen Vertragspsychotherapeuten.* 1. Aufl. Göttingen: Cuvillier.

Sollmann, Ulrich (2007): *Struktureller Missbrauch von Psychotherapie durch Unterversorgung.* Psychotherapie Forum, Jg. 15, H. 1, S. 39–42.

Steffanowski, Andrés; Löschmann, Christoph; Schmidt, Jürgen; Wittmann, Werner W.; Nübling, Rüdiger (2007): *Meta-Analyse der Effekte stationärer psychosomatischer Rehabilitation.* Mesta-Studie. Bern: Huber (Rehabilitation, 48).

VPP (Hg.) (2009): *Konsensuspapier der Psychotherapeutischen Berufsverbände in Hessen zu Grundsätzen und Mindeststandards bei Verträgen im Rahmen der neuen Versorgungsformen.* http://www.vpp.org/meldungen/10/100302_versorgungsformen2.html (25.07.2010).

Werthern, Manfred (2009a): *GKV-WSG und VÄndG. Herausforderungen und Chancen für Leistungserbinger und Kostenträger.* In: Hellmann, Wolfgang; Eble, Susanne (Hg.): Gesundheitsnetzwerke initiieren. Kooperationen erfolgreich planen. 1. Aufl. Berlin: Med. Wiss. Verl.- Ges., S. 103–113.

Werthern, Manfred (2009b): *Gesundheitsnetzwerke - Organisation, Rechtsformen, Versorgungskonstellationen.* In: Hellmann, Wolfgang; Eble, Susanne (Hg.): Gesundheitsnetzwerke initiieren. Kooperationen erfolgreich planen. 1. Aufl. Berlin: Med. Wiss. Verl.- Ges., S. 115–130.

Wiechmann, Michael (2003): *Managed care. Grundlagen, internationale Erfahrungen und Umsetzung im deutschen Gesundheitswesen.* Univ., Diss.-Karlsruhe, 2002. 1. Aufl. Wiesbaden: Dt. Univ.-Verl. (Gabler Edition Wissenschaft NPO-Management).

Wiethege, Jens; Ommen, Oliver; Ernstmann, Nicole; Pfaff, Holger (2008): *Transparenz als Voraussetzung für Innovation in der Versorgungsforschung: Defizite am Beispiel der Evaluation von Managed-Care-Modellvorhaben.* http://www.egms.de/static/de/meetings/dkvf2008/08dkvf112.shtml (10.07.2010).

Wissenschaftlicher Beirat Psychotherapie (Hg.) (2003): *Stellungnahme des Wissenschaftlichen Beirats Psychotherapie nach § 11 PsychThG zur Verhaltenstherapie.* http://www.wbpsychotherapie.de/page.asp?his=0.1.17.73.74 (01.08.2010).

Wissenschaftlicher Beirat Psychotherapie (Hg.) (2004): *Stellungnahme zur Psychodynamischen Psychotherapie bei Erwachsenen.* http://www.wbpsychotherapie.de/page.asp?his=0.1.17.69.70 (01.08.2010).

Wittchen, Hans-Ulrich; Jacobi, Frank (2005): *Size and Burden of Mental Disorders in Europe – A critical review and appraisal of 27 studies.* European Neuropsychopharmacology, Jg. 15, H. 4, S. 357–376.

Woll, Artur (2003): *Allgemeine Volkswirtschaftslehre.* 14., überarb. und erg. Aufl. München: Vahlen (Vahlens Handbücher der Wirtschafts- und Sozialwissenschaften).

Zepf, Siegfried; Mengele, Ute; Hartmann, Sebastian (2003): *Zum Stand der ambulanten psychotherapeutischen Versorgung der Erwachsenen in der Bundesrepublik Deutschland.* In: Psychotherapie Psychosomatik Medizinische Psychologie (PPmP - Psychotherapie · Psychosomatik · Medizinische Psychologie) 53 (3/4), S. 152–162.

Zepf, Siegfried; Mengele, Ute; Marx, Annette; Hartmann, Sebastian (2001): *Zur ambulanten psychotherapeutischen Versorgungslage in der Bundesrepublik Deutschland.* Gießen: Psychosozial-Verlag (Reihe „Forschung psychosozial").

Rechtsquellen

Alle Rechtsquellen wurden zuletzt am 20.03.2011 geprüft.

1. GKV-Neuordnungsgesetz (1. NOG), http://www.gesetze-im-internet.de/bundesrecht/gkvnog_1/gesamt.pdf

Approbationsordnung für Ärzte (ÄApprO), http://www.gesetze-im-internet.de/_appro_2002/BJNR240500002.html

Bundesärzteordnung (BÄO), http://www.gesetze-im-internet.de/b_o/BJNR018570961.html

Gesetz zur Weiterentwicklung der Organisationsstrukturen in der GKV (GKV-OrgWG), http://alexis.de/jportal/docs/news_anlage/jpk/sgbd/mat/bgbl108s2426.pdf

Gesundheitsmodernisierungsgesetz (GMG), http://www.buzer.de/gesetz/7332/index.htm

GKV-Wettbewerbsstärkungsgesetz (GKV-WSG),
http://www.bgbl.de/Xaver/start.xav?startbk=Bundesanzeiger_BGBl&bk=Bundesanzeiger_BGBl&start=//*[@attr_id=%27bgbl107s0378.pdf%27]

Psychotherapeutengesetz (PsychThG), http://www.gesetze-im-internet.de/psychthg/

Psychotherapie-Richtlinie (Pth-RL), http://www.g-ba.de/downloads/62-492-405/RL-Psycho-2009-10-15.pdf

Psychotherapie-Vereinbarung (PTh-V), http://daris.kbv.de/daris/doccontent.dll?LibraryName=EXTDARIS^DMSSLAVE&SystemType=2&LogonId=7c96bc1e905a11af2c5070da221ac1f0&DocId=003755333&Page=1

Sozialgesetzbuch V (SGB V), http://www.gesetze-im-internet.de/sgb_5/

Sozialgesetzbuch XI (SGB XI), http://www.gesetze-im-internet.de/sgb_11/

Zulassungsverordnung für Vertragsärzte (Ärzte-ZV), http://daris.kbv.de/daris/doccontent.dll?LibraryName=EXTDARIS^DMSSLAVE&SystemType=2&LogonId=7c96bc1e905a11af2c5070da221ac1f0&DocId=003741098&Page=1

Abbildungsverzeichnis

Tabellenverzeichnis

Register